REMARQUES

SUR TROIS CAS

DE GROSSESSE EXTRA-UTÉRINE.

Paris. —RIGNOUX, Imprimeur de la Faculté de Médecine,
rue Monsieur-le-Prince, 31.

REMARQUES

SUR TROIS CAS

DE GROSSESSE EXTRA-UTÉRINE,

PAR

LE DR LESOUEF,

ancien Interne des Hôpitaux de Paris,
Membre de la Société Anatomique.

> Je dis librement mon advis de toutes choses, voire
> et de celles qui surpassent à l'adventure ma suffisance,
> et que je ne tiens aulcunement être de ma jurisdiction :
> ce que j'en opine, c'est aussi pour déclarer la mesure
> de ma veue, non la mesure des choses.
>
> (MONTAIGNE, *Essais*, liv. II, chap. 10.)

PARIS.

A. COCCOZ, LIBRAIRE-ÉDITEUR,

rue de l'École-de-Médecine, 30.

—

1862

A M. LE DR BERNUTZ,

Médecin de la Pitié.

AVANT-PROPOS.

Le hasard a réuni dans le service auquel j'étais attaché comme interne, l'an dernier, trois cas de grossesse extra-utérine. J'ai pensé qu'il pouvait être utile de les porter à la connaissance des médecins; mais une étude complète de ce sujet difficile et peu connu me semblait une entreprise tellement au-dessus de mes forces que je me suis borné à présenter quelques remarques sur les observations que je publie. D'ailleurs, si nous envisageons la grossesse extra-utérine au point de vue pratique, nous pouvons y reconnaître trois périodes bien distinctes : dans la première, aucun indice ne peut faire soupçonner cette anomalie, et les malades succombent alors fréquemment à un accident imprévu, avant que la médecine ait pu leur apporter aucun secours; c'est ce qui arriva chez la femme qui fait le sujet de notre observation 1re.

Mais une terminaison aussi funeste ne se présente pas toujours au début de la grossesse, et celle-ci peut atteindre le terme de cinq, six et même sept mois, sans accident mortel. A cette période, nous avons les éléments d'un diagnostic ; on en comprendra toute l'importance, puisque les auteurs s'accordent à dire qu'il faut trouver un moyen de soustraire la femme au danger qui menace incessamment sa vie ; notre seconde malade nous donnera précisément l'occasion d'étudier ces questions si intéressantes. Enfin la grossesse extra-utérine ne cause pas toujours aussi prochainement la mort; on a même vu le fœtus séjourner presque indéfiniment dans le ventre de la mère. Mais, avant d'en venir là, il y a encore une crise bien périlleuse à traverser, c'est le moment du travail, qui marque ici, comme dans la grossesse utérine, le terme d'un développement fœtal. Nous nous attacherons surtout à rechercher quel doit être le rôle du médecin dans cette circonstance difficile : on trouvera peut-être que je propose une thérapeutique trop active, hasardeuse même ; je m'en excuse d'avance sur l'impression que m'a laissée l'histoire de tant de malheureuses femmes, de notre dernière malade entre autres, qui ont été abandonnées aux ressources de la nature.

Tel est, en deux mots, le plan de ce modeste travail, dont j'ai recueilli les éléments dans le service de mon maître de prédilection, M. le Dr Bernutz ; je le lui dédie d'une façon spéciale pour ce motif, et parce que j'y vois une occasion de lui dire combien j'aime et j'estime un médecin aussi studieux, aussi dévoué à ses malades et à ses élèves.

REMARQUES

SUR TROIS CAS

DE GROSSESSE EXTRA-UTÉRINE.

I.

Observation de grossesse tubaire.

Il y a peú de lectures plus monotones et plus attristantes que celle des nombreuses observations de grossesse tubaire contenues dans les annales de la science. Qu'y voit-on en effet? Presque toujours une femme frappée, au début de la grossesse et subitement, d'accidents si graves et si rapidement funestes que le médecin n'en peut être que le spectateur impuissant à les conjurer. Souvent encore cette redoutable affection a fait périr les malades avant qu'on ait pu leur donner aucun secours, et l'homme de l'art a été appelé seulement pour éclairer la justice sur les soupçons que faisait naître une mort si prompte et si mystérieuse. On rencontre bien, surtout parmi les faits recueillis à une époque déjà éloignée, des relations de grossesses tubaires venues à terme ; quelques auteurs parlent même de semblables grossesses diagnostiquées dès leur début ·et dûment *jugulées* en temps opportun. Toutefois le fait que je vais rapporter est l'expression de ce qui s'observe le plus ordinairement ; mais , si je suis heureux de croire et si j'espère démontrer que la grossesse tubaire peut se terminer autrement , je ne partage pourtant pas les convictions consolantes des médecins dont je viens de parler. On dit toujours qu'il n'y a pas de fait , si vulgaire soit-il , qui ne contienne un enseignement. On m'excusera donc d'avoir ajouté à la liste déjà trop longue des grossesses tubaires, si j'ai été assez heureux pour donner quelque intérêt aux réflexions qui suivront l'observation qu'on va lire.

OBSERVATION Iʳᵉ.

Observation de grossesse tubaire terminée dans le courant du deuxième mois par une rupture de la trompe et une hémorrhagie intra-pelvienne (1).

F..... (Marie) , âgée de 28 ans , entrée , le 26 novembre 1861, à l'hôpital de la Pitié , dans le service de M. Bernutz (salle Notre-Dame, n° 21).

Cette malade a été apportée à l'hôpital le 26 , à quatre heures du soir. Elle était extrêmement décolorée, presque mourante, et dans un état de syncope à peu près permanent , dont elle ne sortait que pour faire de profondes inspirations. Il n'y avait aucun phénomène morbide du côté de la poitrine ; le murmure respiratoire et les bruits du cœur étaient seulement très-affaiblis et en rapport avec l'état général de la malade.

Le ventre était peu développé, sensible à la pression au niveau de l'hypochondre droit et de la fosse iliaque du même côté ; ces régions étaient mates à la percussion, ainsi que l'hypogastre, et, en l'absence de tout renseignement , on avait, au premier abord, attribué la matité hypogastrique à une réplétion considérable de la vessie.

---

(1) Observation et pièces présentées à la Société anatomique, séance du 6 décembre 1861.

Le toucher, pratiqué aussitôt après l'arrivée de cette femme, n'a permis de constater aucune modification de l'utérus ni de ses annexes ; cependant il fut fait avec soin, car on disait la malade enceinte de deux mois. Le doigt qui avait exploré le col utérin n'était pas taché de sang.

Aucun des moyens employés pour rendre la vie à cette femme ne put la ranimer, et dans la soirée son état avait encore empiré ; mais elle présentait de nouveaux symptômes : elle avait du délire et de l'agitation, le ventre s'était considérablement météorisé, et la percussion dénotait une matité absolue dans toute l'étendue des fosses iliaques et de l'hypogastre ; le pouls était d'ailleurs impalpable, comme lors de l'entrée de la malade.

Le toucher, encore pratiqué dans l'intervalle des deux visites que l'on fit à cette femme, n'a révélé aucun changement dans la mobilité de l'utérus, non plus que dans le volume et la consistance du col. Les culs-de-sac vaginaux étaient parfaitement libres.

La malade est morte le 27 novembre, à deux heures du matin. La contenance et les explications embarrassées des personnes qui l'accompagnaient éveillèrent les soupçons ; on pensa à un empoisonnement ou à une tentative d'avortement suivie de quelque grave lésion. Cependant, lorsque la malade avait un peu repris connaissance, elle avait confirmé les renseignements donnés à la hâte sur son compte au moment de son arrivée.

Elle disait avoir eu, il y a huit ans, une première grossesse terminée par un accouchement à terme ; depuis lors elle n'avait eu ni grossesse ni fausse couche ; les règles étant interrompues depuis deux mois, elle se croyait enceinte.

Après avoir travaillé comme d'usage pendant toute la journée du 25 novembre, elle avait été prise, peu de temps après son souper, d'une très-vive douleur qui *l'avait piquée au cœur*, et elle s'était trouvée mal.

Autopsie.

J'ai ouvert le cadavre en présence de M. le professeur Tardieu, appelé comme médecin légiste ; je ne donne ici que les détails qui ont fait l'intérêt de cette autopsie.

La cavité abdominale contient au moins 2 litres de sang noir et liquide ; lorsque ce sang est écoulé, on voit un gros caillot noirâtre, ayant la consistance de gelée de groseille ; il occupe toute l'excavation pelvienne et pénètre jusqu'au fond du cul-de-sac recto-utérin.

La face externe de l'utérus est normale ; la muqueuse qui recouvre la portion vaginale du col et le museau de tanche ne présente aucun changement de couleur ni de consistance. La largeur de l'utérus entre l'origine des trompes est de 5 centimètres ; sa hauteur est de 9 centimètres ; l'épaisseur des parois utérines est de 10 à 12 millimètres. Le diamètre vertical de la cavité utérine est de 5 centimètres pour le corps et de 3 pour le col. Examiné par sa face interne, l'utérus présente, au niveau du corps, une surface rouge, très-vasculaire ; cette coloration et cette tuméfaction de la muqueuse utérine cessent brusquement à l'union du col et du corps ; la muqueuse du col est pâle et ne diffère aucunement de celle qui revêt le museau de tanche. Mais, au niveau du corps de l'organe, cette membrane, peu adhérente au tissu sous-jacent, a une épaisseur de 3 à 4 millimètres ; elle s'amincit graduellement à mesure qu'on s'approche du col. En l'examinant à la loupe, on voit une surface lisse, très-vasculaire, et criblée de petits orifices.

La coupe des parois utérines n'y démontre aucun changement ; il y a cependant quelques vaisseaux assez développés au niveau des cornes de l'organe.

Les ovaires ne présentent ni l'un ni l'autre aucune trace de corps jaune visible à l'extérieur. Ils n'ont pas un volume égal. Celui du côté droit a 3 centimètres de long sur 2 de hauteur ; sa plus grande épaisseur est de 1 centimètre et demi. Le gauche, long de 2 centimètres, a un peu plus de 1 centimètre de haut, et à peine un demi-centimètre dans sa plus grande épaisseur.

Les trompes sont à peu près de même longueur, 18 centimètres pour la droite et 17 pour la gauche ; cette dernière n'offre aucune modification de sa surface externe ; sa surface interne est pâle, recouverte d'un mucus blanc, opaque, assez abondant ; le pavillon n'est pas oblitéré ; je n'ai pu suivre le canal tubaire à travers la paroi utérine.

La portion externe de la trompe droite est normale et perméable dans un trajet de 5 centimètres ; dans toute cette longueur, elle ne présente, ni dans ses parois, ni à sa face interne, aucune différence avec celle du côté gauche ; mais immédiatement en dedans se trouve une petite tumeur ovalaire, longue de 4 centimètres, haute de 2 centimètres. Elle est développée sur le trajet de la trompe et reliée à la corne droite de l'utérus par un pédicule résistant, long de 1 centimètre, qui n'est autre que l'extrémité interne du canal tubaire. La surface externe de la tumeur est lisse, et sa couleur ne diffère du reste des autres organes qu'en avant, où elle a une teinte ecchymotique.

Inférieurement elle s'enfonce dans l'aileron supérieur du ligament large ; son bord supérieur porte une perforation ou mieux une déchirure dont le plus grand diamètre est d'environ 1 centimètre. Le gros caillot contenu dans le petit bassin se prolongeait, à travers ce trou, dans l'intérieur de la tumeur. Celle-ci est remplie d'un coagulum fibrineux qu'il est facile d'enlever avec la pince ; mais il reste, à la portion antéro-inférieure, une petite masse friable et noirâtre, grosse comme une aveline, qui a été considérée comme un débris placentaire de l'œuf dont la plus grande partie s'est perdue avec le sang épanché au dehors. La face interne de la tumeur est inégale, mamelonnée, tomenteuse, et la dissection de ses enveloppes montre que cette surface est constituée par la muqueuse tubaire.

L'extrémité interne présente un gros mamelon saillant juste au niveau où devrait s'ouvrir le canal tubaire, dont il est impossible de trouver l'orifice; en dehors, se voit aussi un épaisissement de la paroi de la tumeur, mais moins dur et moins volumineux qu'en dedans.

La dissection montre d'ailleurs que les parois de la poche fœtale ne sont autres que celles de la trompe en cette portion de son trajet : ces diverses tuniques s'amincissent à mesure qu'on s'approche de sa déchirure, au niveau de laquelle elles sont tout à fait confondues.

La tumeur reçoit ses vaisseaux par ses deux extrémités; en dehors, un paquet vasculaire se détache des plexus utéro-ovariques pour s'y rendre ; en dedans, elle reçoit également par son extrémité interne une expansion des vaisseaux utérins.

§ I. — *Remarques sur la fréquence des grossesses extra-utérines en général.*

Les auteurs qui ont recherché le mode de production des grossesses extra-utérines ont entrepris une tâche difficile; et pour tourner la difficulté, ils se sont ingéniés à découvrir quels obstacles pourrait bien rencontrer l'ovule en chemin dans le trajet qui sépare l'ovaire de la cavité utérine. Tout a été imaginé, tout a été dit sur ce sujet, depuis la marche rétrograde d'un ovule fécondé, et déjà parvenu dans l'utérus, jusqu'à ces frayeurs qui ont surpris les femmes au milieu des embrassements de l'amour. Aussi Astruc faisait-il honnêtement remarquer que ces grossesses anormales devaient être plus fréquentes chez les femmes non mariées.

Quand on voit de combien d'écueils est semée la migration de l'ovule, il semble que la grossesse extra-utérine doive être un accident commun. Aussi Dezeimeris, dans son excellent travail sur ce sujet, dit-il, à propos de la grossesse tubaire seulement (1) : « Celles-ci sont de beaucoup les grossesses extra utérines les plus fréquentes ; et, s'il y a lieu de s'étonner de quelque chose, c'est qu'elles ne le soient pas davantage. La trompe semble en effet bien peu appropriée à l'usage qu'elle a à remplir. Elle est chargée de transporter de l'ovaire à la matrice un ovule qui va grossissant à chaque jour, à chaque heure de son existence, et elle-même va se rétrécissant depuis son orifice ovarique jusqu'à son embouchure à l'utérus ; et dans le milieu de sa longueur, un rétrécissement assez ordinaire ajoute encore, quand il existe, aux difficultés du passage du nouvel être qui doit parcourir cette longue et dangereuse avenue. »

Comment se fait-il donc qu'Albert, de Brême, dans une lettre adressée à la *Gazette médicale de Saltzbourg* (2), dise qu'il n'a rencontré que trois grossesses extra-utérines en vingt-quatre ans ? Que le Dr Ritgen raconte à ses élèves (3) qu'il a en vain attendu pendant seize ans qu'un nouveau cas se présentât à lui ? Et le témoignage de ce médecin ne saurait être suspect. Si on veut bien lire sa première et unique observation, que je donne plus loin, on sera aussitôt convaincu qu'il n'était pas homme à méconnaître une grossesse extra-utérine, le cas échant. Enfin je me rappelle avoir entendu dire l'an dernier, à mon savant maître, M. Bernutz, que c'était la première malade de ce genre qu'il eût à soigner ; M. Béhier disait n'en avoir jamais rencontré dans sa pratique. De sorte que voici un fait dont la rareté est aussi grande que ses causes sont multiples. Il m'a paru intéressant de chercher à concilier les termes si contradictoires de la question. J'espère pouvoir démontrer que la grossesse extra-utérine est un accident bien plus commun qu'on ne le suppose ; et si

---

(1) *Des Grossesses extra-utérines (Journal des connaissances médico-chirurgicales,* p. 239 ; 3e année, 1836.

(2) *Medicinische chirurgische Zeitung,* t. 1, p. 413 ; 1821.

(3) *Neue Zeitschrift für Geburtskunde,* Bd. IX, p. 206.

nous l'observons si rarement, c'est qu'heureusement l'embryon est, dans la plupart des cas, anéanti dès les premiers jours de son développement. Il n'en résulte alors aucun symptôme appréciable pour la malade elle-même ; ou , si le médecin est appelé , il lui est impossible de rapporter ceux qu'il observe à leur véritable cause. En tout cas , ce sont autant d'unités soustraites à la statistique de la grossesse extra-utérine.

Tout en cherchant la solution de cette difficulté , je me suis rappelé .un passage du livre si intéressant de Parent-Duchâtelet (1). Il n'y est question que de grossesse utérine, je le sais : cependant c'est en raisonnant par analogie que je me suis trouvé conduit à faire, pour le cas qui m'occupe, l'enquête suivie par ce médecin à propos de grossesse normale. Parent-Duchâtelet raconte qu'il voulut un jour vérifier jusqu'à quel point était fondée l'opinion des gens du monde, voire même des médecins, sur la stérilité des filles publiques. En consultant les registres du bureau des mœurs, il remarqua , en effet, une grande infériorité dans le nombre des accouchements des filles publiques de 18 à 22 ans, comparé au chiffre fourni par les femmes mariées du même âge. D'où il concluait que si on avait eu tort de croire les prostituées stériles, il était néanmoins prouvé qu'elles sont (pendant une certaine période de la vie) moins fécondes que les femmes placées dans d'autres conditions. Il rapprocha ce fait des irrégularités de la menstruation qu'il avait notées chez les filles publiques, et interrogea à ce sujet M. Serres, qui avait pu les observer à l'époque où elles étaient reçues dans une des divisions de la Pitié. « Les pertes abondantes sont assez rares chez ces femmes, dit M. Serres ; mais les plus jeunes ont souvent des retards dans leurs règles, qui se terminent par l'expulsion *d'un bondon*. Pendant deux années, je ne fis pas attention à cette expression ; mais ayant dirigé mes recherches sur l'embryologie, j'examinai avec soin

---

(1) *De la Prostitution dans la ville de Paris*, 3e édition, t. I, p. 222.

ces productions, et il me fut facile d'y reconnaître tous les caractères
de l'œuf humain. J'ai pu, dans un court espace de temps, en recueillir un grand nombre, qui tous étaient sortis à une époque qui
indiquait une conception de quatre à cinq semaines. C'est toujours
sur des filles de 18 à 24 ans que j'ai pu faire ces observations. »
M. le Dr Roubaud, dans ses consciencieuses recherches sur la stérilité, s'explique une infécondité qui décroît avec l'âge par un spasme
de l'utérus lié aux premiers élans de la passion, spasme que doit résoudre à la longue l'abus des plaisirs. Et si les femmes mariées conçoivent dès les premières approches conjugales, c'est, dit-il simple-
ment, que le mariage est l'éteignoir de l'amour (1).

Il y a donc un grand nombre de grossesses arrêtées dès le début,
avant que la femme elle-même en soupçonne l'existence. Et je crois
qu'on peut ranger dans cette catégorie quelques-uns des faits dé-
crits sous le nom de *dysménorrhée pseudo-membraneuse.*

Si des cas que je viens d'examiner je veux arriver à ces grossesses
extra-utérines qui se dérobent à l'attention de la malade comme à
l'observation du médecin, je trouve une transition dans le fait rapporté par M. le Dr Payan, chirurgien de l'hôtel-Dieu d'Aix (2). I
s'agit d'une grossesse interstitielle terminée dès les premiers mois
par la rupture de la poche fœtale. L'auteur combattit avec talent
l'opinion d'une tentative d'avortement opérée plus ou moins longtemps avant la mort de la femme. On trouva, dit-il, au-dessus de la
cavité utérine une autre cavité formée dans l'épaisseur du tissu
utérin ; elle était située à la partie postérieure et gauche de l'organe,
vers l'endroit où aboutit la trompe de Fallope. Cette poche interstitielle allait tellement en s'amincissant par le fait même de la distension des parties, quelle était devenue translucide dans une cer-

---

(1) *Traité de l'impuissance et de la stérilité*, t. II, p. 571.
(2) *Bulletin de l'Académie de médecine*, t. IX, p. 51.

3

taine étendue ; ce qui permettait de distinguer l'embryon qui s'y trouvait, avec son placenta et une certaine quantité de liquide presque transparent.

La seule conclusion que je veuille tirer de ce fait, c'est que si la poche, au lieu de se développer du côté de sa surface péritonéale, avait suivi une marche inverse, elle allait s'ouvrir dans la cavité utérine. Qu'arrivait-il alors ? La femme était considérée comme ayant fait un avortement des plus simples, et rien ne pouvait faire supposer qu'elle venait d'échapper ainsi aux dangers d'une redoutable affection.

Je vais encore trouver une confirmation de l'idée que je soutiens ici, dans une discussion que souleva à la Société anatomique une observation de mon collègue et ami le Dr Leven (1). C'était une grossesse extra-utérine méconnue et prise pour une hématocèle. M. le Dr Gallard montra que cette erreur n'avait rien d'étonnant, et qu'elle avait même dû être souvent commise. En effet, il remarque avec beaucoup de raison que la plupart des malades se croyaient au début d'une grossesse, et que le médecin les avait confirmées dans cette opinion ; il ajoute que, nombre de fois, on a trouvé dans les hématocèles péri-utérines un embryon plus ou moins bien conservé. Je ne veux pas examiner si la théorie de M. Gallard était susceptible de recevoir une application aussi étendue que celle qu'il en a voulu faire ; car, selon la judicieuse remarque de mon excellent maître M. Goupil (2), M. Gallard ne saurait appuyer sa théorie ni sur son observation (3), ni sur celle de Gaube (4), non plus que sur

---

(1) *Bulletins de la Société anatomique,* séances des 2 et 16 avril 1858, pages 157 et 299.

(2) Bernutz et Goupil, *Clinique médicale sur les maladies des femmes,* t. I, p. 516 et suivantes.

(3) Gallard, *Mémoire sur les hématocèles péri-utérines spontanées (Arch. gén. de med.,* 5ᵉ série, t. XVI, p. 546).

(4) *Bulletins de la Société anatomique,* p. 120, année 1853.

celle de Fleuriot (1). En effet, les deux premières sont des hémorrhagies intra-kystiques survenues dans le cours d'une grossesse extra-utérine; la troisième dépend d'une apoplexie de l'ovaire. Dans son remarquable ouvrage, M. Bernutz, dont l'autorité est grande sur toutes ces questions, admet dans une certaine mesure les idées de M. Gallard. Mon savant maître dit seulement que les faits recueillis par ce médecin sont insuffisants à faire admettre l'ovulation extra-utérine comme une théorie générale de la genèse des hématocèles (2).

En résumé, quand une grossesse tubaire, ovarique, abdominale, etc., vient à se terminer par rupture dans les premiers jours de son développement, l'hémorrhagie peut n'être pas mortelle; et les signes rationnels de la grossesse n'ayant pas encore paru, le médecin ne peut rapporter l'hématocèle qu'il observe à sa véritable cause. C'est précisément le fait que je voulais dégager de cette discussion. J'ajoute en terminant qu'un ovule fécondé peut cesser de vivre au moment où il vient de se greffer sur un des points de la cavité pelvienne sans déterminer le plus petit accident.

J'ai cherché à prouver que la grossesse extra-utérine est plus fréquente qu'on ne croit, et je me hâte d'ajouter que fort heureusement ces ovules déviés de leur voie naturelle sont presque toujours détruits à une époque où ils ne peuvent pas occasionner d'accidents sérieux. Ces réflexions seraient bien faites pour rassurer les économistes qui ont importé chez nous et prêché, même à l'Académie des sciences, le *moral restreint* de Malthus, si toutefois ils ont pu résister à l'impitoyable et éloquente logique de M. Proudhon (3). Il est décidément impossible qu'un ovule si fragile, exposé à tant de péri-

---

(1) Nonat, *Traité des maladies de l'utérus*, p. 863.

(2) Bernutz et Goupil, *Clinique médicale sur les maladies des femmes*, t. 1, p. 408.

(3) *De la Justice dans la Révolution et dans l'Église*, t. I, p. 327.

péties, concoure à l'accroissement des peuples selon la progression géométrique.

§ II. — *Remarques sur un point de la physiologie des grossesses extra-utérines.*

Dans les deux observations que j'ai recueillies (pages 12-53), on voit que l'utérus avait pris un développement notable, auquel participait surtout la membrane muqueuse. C'est un fait intéressant à étudier, et je vais m'efforcer de lui donner une interprétation que je proposerai plus tard pour un phénomène non moins remarquable : je veux parler de ce travail d'accouchement qui s'observe dans les grossesses extra-utérines venues à terme (page 113).

Au dire de Dezeimeris (1), William Hunter est le premier qui ait signalé, outre les changements que subit le tissu utérin, comme dans la grossesse normale, la formation à sa face interne d'une membrane tout à fait semblable à la caduque. Chaussier allait plus loin, et ne pouvait s'expliquer que par une erreur d'observation les premiers faits présentés par MM. Bonnet, Cruveilhier et Gaussail, où l'utérus conservait les caractères de l'état de vacuité. Ce point de physiologie souleva de vives discussions ; cependant on en vint graduellement à admettre que cette disposition anatomique pouvait bien ne pas exister toujours ; les deux Bérard en firent la remarque dans les comptes rendus des travaux de la Société anatomique pendant les années 1829 (2) et 1830 (3). M. Cazeaux (4) est le dernier qui ait

---

(1) *Loc. cit.*, t. V, p. 11, année 1837.

(2) *Bulletins de la Société anatomique*, 1829, p. 150.

(3) *Bulletins de la Société anatomique*, 1830, p. 190.

(4) *Bulletins de la Société anatomique*, 1836, p. 210.

défendu l'opinion exclusive de Chaussier, et soutenu que la formation de la caduque est un phénomène constant dans la grossesse extra-utérine. Il cherche à prouver que ses contradicteurs n'ont pas su reconnaître cette membrane dans les cas où elle existait cependant ; et lorsqu'elle ne s'y trouvait réellement pas, c'est que l'examen de l'utérus avait été fait à une époque très-avancée de la grossesse, longtemps après la mort du fœtus, alors que la caduque avait disparu. Cependant M. Cazeaux n'avait pas convaincu ses adversaires ; M. Fleury, entre autres, le réfutait avec une grande vivacité dans une note insérée aux *Archives générales de médecine* (1). Déjà Ollivier (d'Angers) avait publié une observation semblable à celle de M. Fleury ; aucun d'eux n'avait vu trace de caduque. Ollivier ajoutait (2) que Guillemot avait, le premier, donné une explication de ce phénomène : «Toutes les fois, dit ce médecin, que, dans le cours d'une grossesse extra-utérine, il survient des métrorrhagies, la matrice conserve les caractères de l'état de vacuité, et on n'y constate pas de caduque ; tandis que lorsqu'il n'y a pas eu de métrorrhagie, l'utérus est développé, sa muqueuse est épaissie et vascularisée. En effet, lorsque ces écoulements se manifestent dès le début de la grossesse, ils s'opposent à la fois au développement continu de la matrice et à la formation de la caduque ; celle-ci se trouve détruite et entraînée à mesure qu'elle tend à s'organiser. » Baudelocque (3) était loin de croire que le développement de l'utérus fût un fait constant : «En admettant, dit-il, que le volume de la matrice augmente dans la grossesse extra-utérine, comme Levret l'annonce d'après un seul fait, cette augmentation ne doit être bien

----

(1) *Observation de grossesse tubaire* (L. Fleury, interne à l'Hôtel-Dieu ; *Arch. gén. de méd.*, 3e série, t. I, p. 84 ; 1838).

(2) *Note sur un cas de grossesse tubaire*, par le Dr Ollivier (d'Angers) (*Arch. gén. de méd.*, 2e série, t. V, p. 403 ; 1834).

(3) *L'Art des accouchements*, 6e édition, t. II, p. 447.

apparente qu'autant que le placenta a quelques rapports avec ce viscère. » Enfin M. Velpeau dit (1) qu'en général les organes sexuels s'éloignent peu de leur état naturel quand le kyste fœtal n'est pas dans la trompe et ne contracte pas d'adhérences avec la matrice.

Les auteurs se bornent, du reste, à exprimer ces opinions contradictoires, et, contre l'usage, ils se montrent très-sobres d'interprétation : il y avait pourtant là un problème de physiologie digne d'exercer leur sagacité. Baudelocque et M. Velpeau considèrent ces transformations comme un accident de voisinage, si je peux m'exprimer ainsi; l'embryon n'agirait ici que comme une tumeur quelconque, un corps fibreux, par exemple, développé dans l'épaisseur de la matrice. La description faite par M. le professeur Cruveilhier (2) des changements que subit la matrice en pareil cas paraîtrait donner gain de cause à cette manière de voir. Mais cette hypertrophie du tissu propre et de la muqueuse de l'utérus ne s'observe guère que lorsqu'un corps fibreux considérable, rapproché de la surface interne, occasionne ces hémorrhagies foudroyantes qui emportent si rapidement les malades. Peut-on comparer de telles lésions à ce petit ovule qui s'est greffé dans la trompe, sur l'ovaire, ou même sur le feuillet postérieur du ligament large? Si nous admettons l'opinion de Baudelocque et de M. Velpeau, comment pourrons-nous concevoir le phénomène de la menstruation? Comment la fonction ovarienne qui n'est, après tout, que la rupture d'une petite vésicule dans un organe éloigné de l'utérus, va-t-elle retentir dans la matrice au point d'y déterminer une congestion et une hypertrophie qui se jugeront par une hémorrhagie abondante?

Pour moi, je ne peux me faire une idée du lien mystérieux qui

---

(1) *Traité complet de l'art des accouchements*, 2ᵉ édition, t. I, p. 276; 1835.
(2) *Traité d'anatomie pathologique générale*, t. III, p. 676.

unit entre elles toutes ces actions qu'en faisant ici une application
des belles doctrines de M. le Dr Pidoux. Dans la brochure que lui
inspira la célèbre discussion académique sur la fièvre puerpérale,
ce médecin, étudiant d'abord la physiologie de la fonction, s'exprime ainsi (1) : «Les propriétés et les aptitudes générales de la nature féminine ne peuvent pas plus naître de toutes pièces de l'excitation utérine au moyen des sympathies ou de la dissémination
d'une matière puisée par la circulation dans ce foyer de vie, que les
propriétés nouvelles de l'appareil utérin ne peuvent être le terme
et le produit des propriétés vitales nouvellement développées dans
toute l'organisation de la jeune fille. L'utérus n'est donc pas la cause
des changements généraux qui, à dater de la puberté, caractérisent
la femme, *il en est le centre;* il n'est pas davantage le terme ou
l'effet des changements opérés dans l'ensemble, *il en est l'organe
représentatif et la plus haute expression;* il est le pouvoir exécutif des
fonctions de reproduction auxquelles coopère solidairement avec
lui toute l'économie de la femme.» Pour faire au cas qui m'occupe
l'application de ces doctrines, j'ajoute encore, avec M. le Dr Pidoux,
«que toute l'économie de la femme est modifiée dans sa composition
la plus intime par la gestation;» et, comme l'utérus est le centre
organique de cette fonction, sa nutrition s'en trouve profondément
ébranlée, alors même que l'ovule se développe accidentellement hors
de sa cavité. Cette hypergénèse des éléments utérins sera, si l'on
veut, une hétérotopie, pour employer les termes de la nouvelle
école histologique allemande (2).

---

(1) Pidoux, *Étude sur le vitalisme organique*, p. 9; 1858.
(2) Rudolph Virchow, *la Pathologie cellulaire*, traduction de Picard, p. 54.

§ III. — *Remarques sur la durée des grossesses tubaires et sur quelques-unes de leurs terminaisons.*

J'ai dit plus haut qu'en général la grossesse tubaire se termine, dans le courant des trois premiers mois, par la rupture de la poche fœtale, rupture compliquée d'une hémorrhagie qui emporte les malades en quelques heures. Je vais maintenant étudier les faits qui font exception à cette règle. Mais je veux écarter provisoirement ces cas de grossesses tubaires arrêtées dans leur cours et guéries (disent les auteurs) par divers moyens dont j'aurai plus tard l'occasion de discuter la valeur (page 86).

Recherchons maintenant s'il y a, dans l'histoire de la science, des observations authentiques de grossesse tubaire venue à terme. Les faits donnés comme tels sont en si petit nombre que nous les aurons bientôt passés en revue. C'est d'abord le cas observé par Ouvrard, chirurgien à Dijon, et communiqué à l'Académie de Médecine par M. Adelon (1) : le fœtus fut éliminé par le rectum au douzième mois de la grossesse; on reconnut, par l'examen de son squelette, qu'il avait vécu jusqu'à terme. Mais les détails de l'autopsie de la mère sont si vagues, qu'il faut croire l'auteur sur parole : il se contente de dire que la grossesse était tubaire et le fœtus développé dans la trompe gauche.

Un second fait a été publié par un professeur du Collége des chirurgiens de New-York. On peut adresser au Dr Chandler la même objection qu'à Ouvrard. « Le sac dépendait, dit l'auteur (2), d'une

---

(1) *Archives générales de médecine*, 1re série, t. XII, p. 139; 1826.

(2) *American journal of the medical sciences*, juillet 1841; in *Arch. gén. de méd.*, 3e série, t. XIII, p. 100; 1842.

grande dilatation de la trompe du côté gauche ; cette dilatation commençait à environ 1 pouce de l'utérus, où la trompe semblait saine, bien qu'elle fût oblitérée. » On conçoit que les grandes dimensions du kyste et la péritonite qu'il avait déterminée n'aient pas permis de préciser davantage.

En résumé, ce fait repose, comme le premier, sur une simple assertion plutôt que sur une démonstration anatomique satisfaisante ; je peux donc, sans aller trop loin, les considérer comme douteux. J'arrive enfin à une observation importante, puisqu'elle est considérée par Dezeimeris comme une grossesse tubaire régulièrement développée jusqu'à neuf mois ; elle a été recueillie par Saxtorph et publiée dans les Actes de la Société royale de médecine de Copenhague (1). Le fait valait la peine d'être vérifié, et, après avoir lu tous les détails avec attention, je me demande encore si c'était bien là une grossesse tubaire. C'est d'ailleurs une observation intéressante et que je me propose d'utiliser pour appuyer ce que j'ai à dire sur la rupture du kyste fœtal (page 33) ; je me décide donc à en donner ici la traduction tout entière.

OBSERVATION II.

Observation de grossesse tubaire parvenue à terme, et ayant occasionné la mort de la mère et de l'enfant.

Le 24 août 1812, une femme assez robuste, âgée d'environ 25 ans, primipare, entrait dans mon service à sept heures du soir. Elle se plaignait de douleurs tout à fait semblables à celles de l'accouchement ; elle disait avoir perdu des eaux en montant l'escalier. Nous

______

(1) *Acta regiæ Societatis medicæ Havniensis,* t. V, p. 1 ; 1818. *Historia graviditatis tubariæ ad justum gestationis tempus protractæ, matri et fœtui lethalis,* auctore J.-S. Saxtorph.

4

remarquâmes en effet que sa chemise était mouillée. En touchant cette femme, j'eus de la peine à atteindre le col, à cause de son élévation ; situé au centre du vagin, mou , épais, fermé, il avait à peu près les caractères qu'on lui remarque au septième mois de la grossesse. A travers une tumeur hémisphérique, que nous prîmes pour une expansion du col utérin, le doigt sentait une petite partie du fœtus sans pouvoir déterminer laquelle ; l'abdomen présentait une saillie globuleuse, plus marquée à droite qu'à gauche, comme lorsque l'utérus est un peu oblique ; à travers les téguments, on sentait une tumeur ayant la forme et le volume de l'utérus au neuvième mois de la grossesse. La palpation, qui était douloureuse pour la malade, permettait de percevoir les mouvements du fœtus.

Pendant toute sa grossesse cette femme avait été souffrante et avait éprouvé surtout des douleurs profondes dans les viscères abdominaux. Elle n'avait pas été à la garde-robe de la journée ; je lui fis donner un lavement dont elle se trouva bien. Sommeil rare , interrompu par des douleurs d'accouchement revenant de temps à autre.

Le lendemain, même état.

Mais, le jour suivant, elle fut extrêmement tourmentée par des douleurs au côté droit ; leur violence avait occasionné et augmenté graduellement une douleur superficielle siégeant dans la même région ; vers le soir, les douleurs étaient plus marquées dans le côté gauche : vomissements bilieux ; constipation persistante ; pouls fréquent et tendu. Je fis faire une saignée, après quoi la malade prit une dose de laudanum liquide, et je recommandai de lui donner un lavement au bout d'un certain temps. Elle dormit quelques heures dans la nuit, mais d'un sommeil interrompu ; elle éprouva de nouveau des douleurs dans tout le ventre , surtout dans les côtés, et sentit les mouvements de son enfant plus violents que d'habitude ; après quoi ils cessèrent tout à fait. Comme elle était tourmentée d'une soif vive, je lui prescrivis une mixture rafraîchissante acidulée.

Le troisième jour de son admission à l'hôpital, le ventre s'était
encore peu relâché, malgré le lavement administré la veille; les
douleurs continuaient; rien n'annonçait pourtant que le travail dût
commencer; l'orifice du col ne se modifiait pas et restait fermé. Je
prescrivis une dose d'huile de ricin sans obtenir aucun résultat; aussi
fis-je réitérer le lavement qui amena enfin d'abondantes évacuations
alvines, en calmant un peu les douleurs; la nuit se passa sans sommeil. Quatre jours après l'entrée à l'hôpital, il n'y avait encore aucun indice de travail; les douleurs abdominales devenaient plus
vives; la malade vomissait tout ce qu'elle prenait; le pouls était ac-
céléré, tendu, dur. On fit une nouvelle saignée dont le caillot était
épais, ferme, noir, et recouvert d'une couenne lardacée. Je fis faire
sur l'abdomen des onctions avec un liniment volatil additionné d'o-
pium, et je prescrivis des boissons rafraîchissantes. Malgré ce traitement, les symptômes, loin de décroître, devenaient plus marqués
et s'augmentaient d'une insomnie continuelle et d'une anxiété des
plus pénibles.

Enfin, le cinquième jour, à la visite du matin, cette femme souffrait plutôt maintenant dans la poitrine que dans le ventre; la respiration était anxieuse et difficile. La constipation n'ayant pas cessé,
je prescrivis un lavement; on appliqua un vésicatoire sur la poitrine.
Mais quelques heures après, l'oppression augmentait, la respiration
devenait encore plus difficile, le pouls diminuait de plus en plus, et
la malheureuse rendait le dernier soupir.

L'*autopsie* fut faite le lendemain.

Dès que le ventre fut ouvert, il s'écoula beaucoup de sang liquide
et de caillots. On vit ensuite un grand sac membraneux dont les
parois, épaisses de quelques lignes, lisses extérieurement, n'avaient
aucune apparence de structure fibreuse. Il avait la forme et les dimensions d'un utérus gravide de 9 mois. Cette poche fœtale, adhérente en un point à l'épiploon, entourée par les intestins dans tout
le reste de son étendue, reposait sur le détroit supérieur du bassin
qu'elle remplissait entièrement. On souleva un peu ce kyste pour

mieux examiner la cavité pelvienne; on vit alors l'utérus tellement incliné vers le côté droit du bassin qu'il était presque transversal. En effet son fond était en contact avec le rebord du détroit, tandis que le col occupait le centre de la cavité pelvienne. L'utérus avait conservé la forme et les dimensions de l'état de vacuité.

Les appendices du côté droit (ligament large, ovaire et trompe) étaient dans leur état normal. Maïs on pouvait voir que la poche fœtale était formée par la trompe gauche. En effet la portion de ce conduit qui avoisine l'utérus n'était pas dilatée; cette ampliation ne commençait qu'à une petite distance; un examen plus complet de ce kyste nous fit voir que sa structure était fibreuse en ce point, tandis que le reste de ses parois était membraneux et mince. Le pavillon de la trompe était libre et flottant comme à l'état normal. Après avoir découvert son orifice entre les franges, on y introduisit un stylet d'argent qui chemina dans le canal tubaire et pénétra dans le kyste.

Cette grosse tumeur et le fœtus qu'elle contenait fut alors replacée dans la position où nous l'avions trouvée en ouvrant l'abdomen. En pratiquant le toucher, le doigt rencontrait au sommet du vagin la partie inférieure du kyste: elle était globuleuse et tellement refoulée en bas par le poids de l'œuf, qu'elle semblait être le col utérin lui-même avec le développement que lui donne une grossesse arrivée à son terme. Nous avons déjà vu que, malgré la situation transversale de l'utérus, l'orifice du col occupait le centre de la tumeur, et lui était si intimement uni que tous deux semblaient faire partie d'un même organe. Nous nous rendîmes compte alors des circonstances qui nous avaient induits en erreur; car nous étions restés jusqu'au dernier moment sans soupçonner ce que cet accouchement présentait d'anormal.

La poche étant enlevée, ainsi que l'utérus et une partie du vagin, nous examinâmes la pièce plus attentivement, avec l'aide du professeur Schumaker, habile anatomiste. La paroi antérieure de l'utérus fut divisée de haut en bas, ce qui nous permit de voir la face interne de cet organe recouverte partout d'un mucus blanc, visqueux, très-adhérent ; sa cavité était un peu plus ample que d'usage. On pouvait, par l'*ostium uterinum* du côté droit, faire pénétrer un stylet très-fin dans la trompe de Fallope. A gauche, cette opération était impossible, mais nous n'avons pu nous rendre compte du mode d'oblitération de l'orifice tubaire.

Nous avons ensuite ouvert le kyste suivant sa longueur, et nous avons trouvé le placenta très-adhérent à sa paroi postérieure et inférieure ; il avait la forme, les dimensions et la structure qui s'observent d'ordinaire à la fin de la grossesse. L'ouverture du kyste étant agrandie, on vit le chorion recouvert, comme d'usage, d'une mince membrane celluleuse ; il enveloppait tout l'œuf, et, arrivé au voisinage du placenta, il recouvrait sa face interne ainsi que le cordon. En incisant le chorion, on mettait à nu l'amnios sous forme d'une membrane mince et pellucide, adhérente au chorion et recouvrant aussi le placenta et le cordon ; elle était distendue par le liquide amniotique. Nous incisâmes enfin l'amnios, et nous vîmes le fœtus intact, bien conservé, normalement développé, occupant la position qui lui est ordinaire au moment de la parturition. Le cordon, qui contenait beaucoup de gélatine de Warthon, avait une longueur égale à celle du fœtus, et il était enroulé autour de ce dernier.

Le reste de l'abdomen et les viscères thoraciques étaient sains, ils n'étaient nullement altérés et ne portaient aucune trace de maladie.

On est toujours exposé, quand on résume une observation pour discuter le sens que lui attachait son auteur, à laisser involontairement dans l'ombre certains détails, pour en faire saillir d'autres plus favorables à l'opinion qu'on soutient ; j'ai cité textuellement, c'est au lecteur d'apprécier. Je serais peut-être un peu embarrassé s'il fallait me conformer au vieil axiome : *Neganti incumbit probatio*. Je ne vois en effet, dans le récit qu'on vient de lire, rien qui

— 30 —

m'autorise à nier qu'il s'agisse d'une grossesse tubaire ; mais cela
veut-il dire que Saxtorph ait rigoureusement démontré que son
opinion était fondée ? Je ne le pense pas ; on ne saurait admettre,
en bonne logique, un fait exceptionnel qu'après avoir inutilement
cherché à le faire rentrer dans la loi commune. C'est précisément
ce que je veux faire ici ; il est d'ailleurs facile de reconnaître, en
lisant cette observation, ce qui a servi de base à l'opinion du médecin de Copenhague : ce sont ces deux petits fragments de trompe
qu'il a trouvés aux deux extrémités de la tumeur ; de là à penser
que celle-ci s'était développée dans la portion intermédiaire du
canal de Fallope il n'y avait qu'un pas. Mais la conclusion n'était pas
rigoureuse ; la communication entre le kyste et le pavillon de la
trompe, qui paraît aussi avoir frappé Saxtorph, ne prouve qu'une
chose, c'est que le kyste fœtal s'est rompu juste dans le point où il
était en rapport avec le fragment le plus externe de la trompe.

Je dirai, pour conclure, que le cas de Saxtorph me semble appar-
tenir à la variété sous-péritonéale ; c'est dans cette dernière, en
effet, que le kyste fœtal s'engage si profondément dans la cavité
pelvienne ; c'est encore dans cette dernière variété que la tumeur
paraît souvent développée dans la trompe. En effet, ce canal semble
s'être épanoui pour contenir l'œuf, et les vestiges qu'on en retrouve
aux extrémités de la poche fœtale viennent encore contribuer à
l'illusion. Enfin ces parois membraneuses, que Saxtorph croyait être
celles de la trompe, pouvaient bien être aussi formées par les feuillets dédoublés de l'aileron supérieur du ligament large.

Cette discussion va me ramener tout naturellement à l'histoire
des terminaisons de la grossesse tubaire. Je vais en effet chercher
à prouver que la variété sous-péritonéo-pelvienne est une variété
secondaire, et pour ainsi dire un mode de terminaison de la grossesse tubaire. Quand on cherche dans les traités d'accouchements
les plus récents (1) une explication anatomique de la grossesse sous-

---

(1) Cazeaux, *Traité théorique et pratique de l'art des accouchements*, 5ᵉ édition,
p. 243.

péritonéale, on apprend que cela provient de ce que l'ovule s'est glissé entre les feuillets du ligament large ; mais on ne nous dit point par où. Est-ce en sortant de l'ovaire que l'œuf peut cheminer dans cette voie ? Non, puisque les ovules ne sont jamais éliminés par le bord adhérent de cet organe. Je disais tout à l'heure que la variété sous-péritonéale est toujours secondaire, et qu'on peut la considérer comme un des modes de terminaison de la grossesse tubaire. Mon savant maître, M. Bernutz, est le premier qui ait émis cette opinion (1). Cet ingénieux médecin ne pouvait pas avoir eu la rare fortune d'observer trois grossesses extra-utérines en six mois sans faire de ces anomalies l'objet de ses méditations. Voici quelle solution simple et rationnelle il donne de ce problème, au sujet duquel les auteurs avaient évité de s'expliquer : «Supposez, dit-il, une grossesse tubaire se terminant, comme c'est l'usage, par rupture du kyste fœtal ; si cette déchirure se fait sur un des points de la trompe recouverts par le péritoine, vous aurez une hémorrhagie mortelle, parce que le sang peut s'épancher dans l'abdomen en toute liberté ; mais, si la solution de continuité se fait au niveau du bord adhérent de la trompe, le sang va trouver dans le tissu cellulaire du ligament large des entraves qui vont arrêter l'hémorrhagie ; la déchirure va s'agrandir peu à peu, et l'œuf va s'insinuer, en se développant, entre les deux feuillets de l'aileron supérieur. Car il faut bien savoir que, dans tous ces accidents, c'est la poche fœtale seule qui se rompt, les enveloppes de l'œuf restent intactes, et la vitalité de l'embryon ne reçoit ainsi aucune atteinte directe.» C'est là un point intéressant sur lequel je veux dire un mot plus loin.

Je reviens, pour en finir, à la transformation accidentelle de la grossesse tubaire en une autre variété secondaire. Breschet (2), voulant donner la raison anatomique des grossesses interstitielles, di-

---

(1) Communication orale.
(2) *Archives générales de médecine*, 1re série, t. XI, p. 175 ; 1826.

sait, dans un mémoire à l'Académie des sciences : « On sait que la trompe, vers son extrémité utérine, présente intérieurement l'orifice de plusieurs sinus utérins , ou l'embouchure de canaux vasculaires quelquefois très-apparents et très-dilatés. L'ovule, arrêté au devant d'un de ces orifices , s'y est introduit , l'a distendu peu à peu, et s'est bientôt trouvé dans la propre substance de l'organe. » Dans un rapport fait sur ce travail, Geoffroy-Saint-Hilaire développait, d'après la théorie des analogues , une idée que Breschet n'avait fait qu'indiquer ; il considère les angles de la matrice comme un organe à part (*aduterum*), et qui reste à l'état rudimentaire chez la femme. Lorsque l'ovule ne peut ni rétrograder ni vaincre un obstacle situé dans le passage si étroit qui va de l'*aduterum* à la matrice, que doit-il arriver? La trompe, réduite ici à sa membrane interne , est bientôt déchirée, et l'ovule va se développer dans le tissu propre de l'utérus : voilà une grossesse interstitielle.

En résumé, j'ai cherché à démontrer que la grossesse tubaire se termine *toujours* par rupture de la trompe ; je pourrais ajouter que cette rupture a lieu constamment, sans doute , dès le début. Si la déchirure se fait vers l'abdomen, la malade va se trouver emportée par une hémorrhagie foudroyante. Mais cette solution de continuité peut être placée de telle façon qu'il n'y ait point d'accidents immédiatement mortels ; et l'œuf pénètre, en se développant, dans le tissu cellulaire du ligament large, ou dans la paroi utérine. Enfin j'ai dit, dans le paragraphe précédent, que si une grossesse tubaire vient à se rompre à une époque très-rapprochée de la conception, cet accident peut être doublement heureux ; car l'embryon peut être frappé de mort, tandis que la mère survivra à l'hémorrhagie, et en sera quitte pour une hématocèle.

§ IV. — *Remarques sur la rupture du kyste fœtal dans les grossesses extra-utérines.*

Il y a, dans ces ruptures qui viennent si malheureusement terminer presque toutes les grossesses extra-utérines, une particularité importante à signaler. Les auteurs n'ont peut-être pas suffisamment précisé le sens de cette expression un peu vague; dans leur pensée, la déchirure de la poche où s'est accidentellement développé l'embryon serait un résultat presque mécanique de l'accroissement de l'œuf. Ils donnent à entendre que ce dernier a bientôt fait éclater un kyste incapable de se prêter à son rapide développement. Il y a là une distinction difficile à faire quand il s'agit d'une grossesse déjà avancée; en effet, les enveloppes fœtales se trouvent rompues en même temps que la poche qui les contenait; de sorte que ces lésions peuvent paraître simultanées. Et, malgré l'opinion contraire de mon savant maître, je conservais cette impression que m'avait donnée l'examen d'une pièce anatomique que je décrirai bientôt (page   ). Pourtant un passage du livre, si riche de faits intéressants, publié par MM. Bernutz et Goupil, m'avait donné à réfléchir (1). J'ai dû être définitivement convaincu par la lecture d'un grand nombre d'observations de grossesses tubaires terminées par rupture. C'est là, en effet, que la distinction est facile à saisir, à cause de l'époque peu avancée à laquelle survient l'accident. Dans presque tous les cas, l'œuf était intact et encore distendu par l'amnios, il n'était nullement à l'étroit dans la poche qui le contenait. La véritable cause de la déchirure était l'effort d'une hémorrhagie incoercible; après

---

(1) *Clinique médicale sur les maladies des femmes*, t. I, p. 511.

s'être épanché entre les enveloppes fœtales et le kyste, le sang avait fini par briser celui-ci.

Ces hémorrhagies proviennent-elles de ce que la partie maternelle du placenta ne peut se constituer ici, faute d'une disposition anatomique que l'œuf ne saurait trouver ailleurs que dans l'utérus? Faut-il les attribuer au défaut d'une compression énergique et uniforme comme l'utérus peut seul en opposer une dans les moments où la femme enceinte paraît le plus exposée aux hémorrhagies (je veux parler des époques qui correspondent au retour des règles)? Quoi qu'il en soit, il faut dégager de cette discussion ce point bien important: c'est que l'hémorrhagie est le fait initial des accidents qui emportent les femmes au début de la grossesse extra-utérine; et lorsque la poche fœtale vient à se rompre, il y a déjà longtemps que le sang a commencé à s'épancher et à faire effort contre ses parois. Nous verrons plus loin (page 96) si la connaissance de ce fait peut devenir la source d'une indication lorsqu'il s'agit d'enrayer la marche d'une grossesse extra-utérine.

Une dernière remarque sur la rupture du kyste fœtal va peut-être confirmer quelques-unes des idées émises dans le paragraphe précédent. En effet, quelle est la partie de la poche renfermant l'œuf qui doit avoir le plus de tendance à se rompre? La moins résistante, naturellement; et il est inutile d'ajouter que la portion sur laquelle s'est établi le placenta doit évidemment présenter plus de solidité que la paroi qui lui fait face, par exemple. En cherchant à faire l'application de cette théorie, je retrouve dans mes notes prises à une excellente leçon faite par M. Bernutz (1) la donnée anatomique suivante: «Dans les grossesses sous-péritonéo-pelviennes, le placenta occupe la partie supérieure, et le reste de l'œuf la région la plus déclive.» C'est ce qu'on remarque, en effet, dans toutes les observations: on sentait la partie fœtale si distinctement, en touchant par

---

(1) Leçon clinique faite à l'hôpital de la Pitié, 9 février 1862.

le vagin, que, dans nombre de cas, les sages-femmes ont cru avoir
affaire à la poche des eaux. J'en conclus que ces grossesses étaient
primitivement tubaires; le kyste s'est rompu de bonne heure comme
d'usage, et l'événement a dépendu des rapports du placenta avec la
trompe : si celui-ci s'était inséré vers le bord adhérent de l'organe,
ainsi que cela s'observe communément, la poche s'ouvrait dans l'abdomen, et la femme était vouée à une mort immédiate; mais le placenta s'était greffé sur un des points qui font face au bord adhérent de la trompe; aussi la rupture s'est-elle faite au niveau de ce
dernier, et l'œuf s'est développé en dédoublant les feuillets du ligament large, en amplifiant et déchirant le canal où il s'était d'abord
fixé. Ceci nous explique comment les auteurs ont souvent pu prendre
une grossesse sous-péritonéale pour une grossesse tubaire. Enfin la
position du placenta dans la variété sous-péritonéale est une dernière preuve à invoquer; nous savons qu'il occupe la région pos-
téro-supérieure de l'œuf, ainsi que devait le faire supposer le mode
de développement de cette variété secondaire de grossesse extra-
utérine.

Ceci serait encore applicable aux cas où l'ovule a passé de la
trompe dans le tissu propre de la matrice. En effet, Ménière (1) avait
été frappé d'une particularité présentée par les faits du mémoire de
Breschet : la face utérine du placenta, dit-il, était adhérente à la
cloison qui séparait les deux cavités de l'organe. Aussi pourquoi,
dans tous ces cas, la rupture s'était-elle faite du côté de l'abdomen ?
C'est parce que, le placenta étant inséré sur la paroi de la poche
interstitielle en rapport avec la cavité utérine, la rupture avait eu
plus de tendance à se faire du côté opposé, c'est-à-dire vers la surface péritonéale de l'utérus.

---

(1) *Observation de grossesse interstitielle;* Ménière, interne à l'Hôtel-Dieu
(*Arch. gén. de méd.,* 1ʳᵉ série, t. XI, p. 181; 1826).

§ V. — *Remarques sur la terminaison de la grossesse tubaire au début par l'ouverture du kyste fœtal dans l'abdomen.*

Que dirai-je maintenant de la malade qui m'a donné l'occasion de faire ces remarques? Son histoire est celle de tant de malheureuses que le médecin ne saurait arracher à la mort. Je disais en commençant que rien ne peut mettre en garde contre un tel accident ; nous le voyons, en effet, survenir à l'improviste, dans les trois premiers mois d'une grossesse dont aucun signe n'avait révélé les dangers. Chez la malade que j'ai observée, la rupture a dû se faire vers la fin du premier mois. Je suis porté à le croire, en comparant la petite masse embryonnaire trouvée dans la trompe à la pièce anatomique observée par mon collègue et ami le Dr Siredey (1). « La tumeur contient du sang très-noir, dit-il, et une substance décolorée adhérente qui, à première vue, a été considérée comme un débris placentaire. Cette opinion a été confirmée par M. Robin, qui a bien voulu examiner cette pièce au microscope ; M. Robin a pensé que l'embryon était âgé de 3 à 6 semaines. »

Les accidents ont débuté chez notre malade par une très-vive douleur ; elle n'a pas présenté, non plus que celle dont je vais bientôt donner l'histoire, ce symptôme répété par les auteurs depuis Sabatier. Ce chirurgien remarqua, dans deux cas de grossesse extra-utérine terminée au quatrième mois par rupture et hémorrhagie abdominale, un symptôme dont les autres observateurs ne font pas mention : c'est cet aplatissement subit du ventre suivi d'une sensation de chaleur douce et égale qui se répand dans tout l'abdomen (2).

---

(1) Thèse inaugurale, p. 98 ; Paris, 1860.
(2) *Médecine opératoire* de Sabatier, 2e édition, t. III, p. 279.

Lorsque notre malade entra à l'hôpital, l'accident datait déjà de près de douze heures ; aussi était-elle décolorée, refroidie, couverte d'une sueur abondante et froide. Il y avait quelques efforts de vomissement ; elle faisait de temps à autre de profondes inspirations ; le pouls était remarquablement petit et fréquent. Ce sont bien là les symptômes d'une hémorrhagie interne des plus graves.

Restait à savoir quelle était la source de cette perte de sang ; cette matité considérable et mal circonscrite qui occupe l'épigastre aurait dû indiquer que l'épanchement se faisait dans la cavité abdominale. Enfin les signes rationnels d'une grossesse au début donnaient à craindre que la cause de l'hémorrhagie ne fût la rupture d'un kyste fœtal extra-utérin.

Il semble donc que le médecin ne devrait jamais méconnaître des accidents si caractéristiques. Mais il ne saurait non plus rester impassible ; et le spectacle de cette femme, tout à l'heure pleine de vie, qu'il voit mourir sans pouvoir lui porter secours, lui enlève le calme et le sang-froid nécessaires pour poser un diagnostic précis. Car il y a peu d'accidents qui puissent être confondus avec celui dont il est ici question. Un empoisonnement présentera toujours quelque signe caractéristique, et on n'y observe jamais cet énorme épanchement qui indique une hémorrhagie intra-pelvienne. On ne pourrait pas davantage être trompé par une péritonite suraiguë consécutive à une perforation de l'un des viscères abdominaux : dans les deux cas, les accidents sont graves et instantanés ; mais les vomissements et le facies péritonitiques, les douleurs atroces dans le ventre, suffisent à lever tous les doutes. Par contre, il n'y a pas de distinction possible entre la rupture d'une grossesse tubaire suivie d'hémorrhagie, et un cas exceptionnel comme celui d'Ollivier (d'Angers) (1) ; c'était une grossesse tubaire de quatre à six semaines, et

____

(1) *Note sur un cas de grossesse tubaire* (*Arch. gén. de méd.*, 2ᵉ série, t. V, p. 403; 1834).

la mort fut occasionnée par la rupture d'une varice des plexus utéro-
ovariens. Je ne veux pas terminer sans appeler l'attention sur un
fait dont la connaissance ne date pas de loin. En effet, voici ce qu'on
lit dans le mémoire de M. le Dr Gallard, à propos des signes fournis
par l'hématocèle péri-utérine (1) : « Par le toucher vaginal, on trouve
une tumeur faisant saillie dans le vagin, le refoulant en bas, et
embrassant le col de l'utérus, surtout en arrière, de façon à le dépasser et à l'enchatonner, en formant autour de lui un bourrelet
saillant, sur lequel on perçoit la fluctuation plus facilement que par
la palpation abdominale. » De sorte que dans les hémorrhagies intra-
pelviennes comme celle dont je parle, on devrait, en touchant les
malades, sentir une tumeur proportionnée à ces hématocèles vraiment monstrueuses. Il n'en est rien cependant, et cela est particulièrement noté dans mon observation (page 11) : nous avions touché
la femme avec soin et à diverses reprises; il nous fut cependant
impossible, à mon collègue et ami Gillette comme à moi, de découvrir aucune trace de tumeur. Ce fait a été, pour la première fois,
mis en lumière par une observation presque pareille à la mienne,
publiée dans l'excellente thèse de mon ami le Dr Siredey. Le bassin
était entièrement rempli d'une énorme quantité de sang ; néanmoins
il lui avait été impossible, malgré sa grande habitude du toucher,
de constater l'existence d'une tumeur rétro-utérine, soit pendant la
vie, soit même après la mort. Nous allons encore trouver l'explication de cette particularité dans le savant ouvrage de M. Bernutz (2).
Tant que l'épanchement n'est pas circonscrit par des adhérences
péritonéales, dit-il, il n'y a pas de foyer, pas d'hématocèle, dans le
sens propre du mot; le liquide fuit alors devant le doigt, et on n'a

---

(1) *Mémoire sur les hématocèles péri-utérines spontanées* (*Arch. gén. de méd.*,
5e série, t. XVI, p. 694; 1860).

(2) Bernutz et Goupil, *Clinique médicale sur les maladies des femmes*, t. I,
p. 289.

pas la sensation d'une tumeur. Par conséquent il ne faudrait pas rejeter l'idée d'une hémorrhagie intra-pelvienne parce qu'on ne trouverait pas, au toucher, de tumeur rétro-utérine. Bien plus, dans ces ruptures du kyste fœtal, l'hémorrhagie est si abondante que la malade périt avant l'éclosion de la péritonite qui aurait circonscrit l'épanchement et déterminé l'apparition d'une tumeur.

Je n'ai pas besoin de dire que l'indication dominante, unique même, est fournie par l'énorme perte de sang qui compromet immédiatement les jours de la malade. Faut-il faire ici une longue et inutile énumération des hémostatiques et des reconstituants applicables en pareil cas? Mieux vaut montrer combien certaines erreurs de diagnostic pourraient être préjudiciables aux malades. Admettons, en effet, que l'hémorrhagie soit susceptible de s'arrêter. Si l'on a méconnu la nature de l'accident et cherché à combattre soit une péritonite, soit un empoisonnement, que va-t-on faire? On couvrira la malade de sangsues ou on la fera vomir à toute force, et s'il restait encore quelque chance de salut, une thérapeutique mal dirigée en aura bientôt fait justice.

II.

Observation de grossesse extra-utérine abdominale.

A peine la malade dont je viens de rapporter l'histoire venait-
elle de succomber dans le service de M. Bernutz, qu'une singulière
coïncidence allait de nouveau soumettre à notre observation une
femme atteinte de grossesse extra-utérine. Je vais maintenant donner la relation de ce fait, bien plus intéressant que celui qui précède. Tout à l'heure, en effet, nous recherchions, faute de mieux,
ce que peuvent nous enseigner ces grossesses anomales auxquelles
la mort vient mettre un terme dès le début. C'était, on le voit, une
matière bien ingrate que l'histoire de ces accidents, dont le médecin ne peut empêcher la terminaison funeste. Il faut ajouter que
cette triste impuissance n'est pas spéciale au cas d'une grossesse tubaire; il en serait de même dans toute grossesse extra-utérine se
terminant avant le troisième mois par rupture de kyste fœtal. En
effet, aucun signe ne saurait nous faire deviner une lésion dont les
malades elles-mêmes ignorent l'existence; elles savent bien qu'elles
sont enceintes, mais il n'y a dans leur grossesse rien de particulier
ou d'inquiétant qui les engage à avoir recours au médecin.

Mais lorsque la gestation est parvenue sans encombre ou à peu
près jusqu'au quatrième ou cinquième mois, le développement graduel de l'œuf a déjà occasionné divers troubles et surtout des douleurs qui ont donné de l'inquiétude à la malade; et si le médecin
qui est alors consulté se livre à un examen minutieux, il doit nécessairement rencontrer là quelque chose d'inaccoutumé; lors même
qu'il ne poserait pas immédiatement son diagnostic, au moins son
attention est-elle désormais appelée sur cette grossesse, dont un
examen ultérieur pourra lui faire reconnaître les particularités.

C'est encore là un exemple qui montre combien il est indispensable que le médecin soumette toujours ses malades à un examen complet ; car, si un tel cas se présente à un homme qui se contentera de supposer que les douleurs dont on se plaint peuvent être attribuées aux premiers développements d'un utérus gravide, que va-t-il arriver ? Le pronostic et le traitement vont être en rapport avec le diagnostic, la malade va se retirer tout à fait rassurée, et, qui plus est, enchantée de la discrétion du praticien. C'est une satisfaction que, dans sa conscience, ce dernier ne doit pas longtemps partager, s'il voit bientôt cette femme périr par la rupture d'un kyste fœtal extra-utérin, regrets d'autant plus vifs qu'il y avait peut-être à essayer de prévenir un aussi funeste résultat ; c'est une question qui sera examinée plus loin.

Je n'ai pas voulu, à propos d'une seule grossesse abdominale observée par moi, chercher à faire une étude complète de cette variété de la gestation extra-utérine ; d'ailleurs, tout en restant dans la limite des déductions naturelles de ce cas, nous aurons l'occasion d'étudier tout ce qui aurait fait l'intérêt de recherches plus étendues, le diagnostic et le traitement. Je ne peux cependant me dispenser de dire un mot sur certains points qui attirent davantage l'attention dans les lectures qu'on peut faire sur ce sujet : ainsi j'avais pensé, en étudiant la grossesse tubaire, que non-seulement celle-ci, mais encore toutes les variétés de grossesse extra-utérine, doivent être bien plus fréquentes qu'on ne croit. C'est ce que Bianchi disait, il y a plus d'un siècle, pour la grossesse abdominale : celle-ci serait bien plus fréquente, dit-il, si la très-grande majorité des germes qui s'échappent ainsi ne mouraient avant d'avoir pu se greffer sur la membrane séreuse qui les reçoit (1).

---

(1) Bianchi, *de Naturali, in humano corpore, vitiosa morbosa que generatione,* p. 69; 1741.

Je suis d'autant plus heureux d'avoir limité mon sujet, qu'il aurait
fallu parler de ces cas extraordinaires cités dans le mémoire de
Dezeimeris ; ce sont des faits si étonnants qu'ils ne sauraient se
prêter à aucune considération pratique, et ce qui décourage encore
de les étudier, c'est la grande difficulté, souvent l'impossibilité où
on se trouve de consulter les ouvrages qui ont servi aux savantes
recherches de ce médecin. Je cite donc, d'après lui, le fait de Cour-
tial, où le placenta était attaché au-dessous du côlon transverse ;
celui d'Osiander, où il s'insérait à la paroi abdominale antérieure (1).
Dans l'observation de Turnbull (2), il n'y avait pas de placenta, à
proprement parler, mais une multitude de radicules vasculaires qui
reliaient le produit de la conception à tous les intestins au milieu
desquels il s'était développé. Bouillon a observé une disposition à
peu près semblable : l'abdomen offrait, sur tous les organes de sa
cavité, des traces de ramifications du placenta ; celui-ci s'étendait sur
le péritoine, l'épiploon, les intestins et le mésentère. Le morceau
frangé du côté gauche y était adhérent, et son canal dilaté (3). Je
n'insiste pas davantage sur ces faits merveilleux, et je passe aux
discussions qu'a soulevées la structure de l'œuf (4). Blandin disait
que, dans la grossesse abdominale, l'existence du chorion n'est pas
constante. Moreau et M. Velpeau soutenaient au contraire que cette
membrane se rencontrait toujours, et que son existence était même
un fait nécessaire. D'ailleurs Gerdy, qui avait examiné de plus près
les deux faits de Blandin, contesta avec raison l'interprétation de
leur auteur ; l'Académie de Médecine concluait, en somme, qu'on
n'avait encore produit aucune observation démontrant que le chorion peut manquer dans la grossesse abdominale. Dezeimeris s'était

---

(1) *Journal des connaissances médico-chirurgicales*, p. 6, année 1837.
(2) *Idem*, p. 6 ; extrait des *Memoirs of medical Society of London*, t. III.
(3) *Bulletin de la Faculté de Médecine*, t. VII, p. 430 ; 1821.
(4) *Bulletin de l'Académie de Médecine*, t. VI, pages 1045-1076 ; 1841.

contenté de dire qu'il n'y a pas de kyste fœtal dans la grossesse abdominale primitive, c'est-à-dire que le fœtus n'est enveloppé que par
l'amnios et le chorion ; c'était là une disposition rationnelle et facile
à comprendre. M. Jacquemier a voulu aller plus loin , mais je ne sais
s'il a été plus exact ; voici ce qu'il dit à ce sujet (1) : « Il est beaucoup moins facile de constater l'existence et la disposition d'une
membrane caduque formée par l'organisme maternel. Peu d'observations ont à cet égard la précision désirable ; cependant on voit ,
dans un assez grand nombre , qu'il existe à la surface du chorion
une troisième membrane , ou couche de tissu blanchâtre celluleux,
qui unit le chorion aux tissus organiques avec lesquels il est en
rapport. Cette couche doit être considérée comme identique, par sa
composition et ses usages, à la caduque utérine ; mais il ne faut pas
la confondre avec les produits pseudo-membraneux résultant d'une
inflammation du péritoine ou du kyste , lesquelles surviennent par
suite de déchirure ou par suite d'un trop long séjour du fœtus dans
la cavité qui le renferme. Dans ce cas, on ne peut plus distinguer la
caduque des produits de l'inflammation adhésive, avec lesquels elle
a la plus grand analogie. » Cependant, si le chorion est entouré
d'une membrane adventice, ce doit être certainement une sécrétion
plastique du péritoine. Comment peut-on établir une différence
réelle entre celle-ci et les fausses membranes qui résulteraient d'une
péritonite plus marquée? Comment surtout peut-on forcer l'analogie jusqu'à assimiler ce produit accidentel à la caduque? Voilà ce
que je n'ai pas bien saisi dans ce rapprochement. Peu nous importe
d'ailleurs ; cherchons plutôt si le fait qu'on va lire peut servir à
l'étude des signes, du diagnostic et du traitement d'une grossesse
extra-utérine parvenue au cinquième mois environ.

Mais je ne voudrais pas présenter cette observation, sans rendre
encore hommage à mon bien-aimé maître, M. Bernutz. Si on y

---

(1) *Manuel des accouchements*, t. I, p. 375.

trouve quelque intérêt, c'est que je l'ai recueillie en suivant de mon
mieux les conseils et l'exemple de ce patient et laborieux clinicien.
Les figures schématiques qu'on trouvera plus loin ont été faites
sous sa direction, au lit de la malade; le toucher a donc été pratiqué avec d'autant plus de netteté, qu'il fallait en traduire les résultats par un dessin. Enfin ces croquis pourront encore faciliter l'intelligence de certains détails; c'est ce qui m'a décidé à les donner
ici, malgré leur tournure un peu primitive.

OBSERVATION III.

Observation de grossesse extra-utérine abdominale, terminée aux sixième mois
par la rupture du kyste fœtal et une hémorrhagie intra-pelvienne (1).

F..... (Fanny), âgée de 32 ans, entrée à la Pitié le 4 octobre 1861,
dans le service de M. Bernutz (salle Notre-Dame, n° 41).

Cette malade est pâle, un peu maigre, de taille moyenne; elle a
toujours joui d'une bonne santé, et ne connaît aucune maladie hé-
réditaire dans sa famille. La menstruation s'est établie à 14 ans,
sans difficulté, et a toujours été régulière depuis lors. Cette femme
a eu trois grossesses terminées par des accouchements à terme et
sans aucun accident puerpéral. La dernière couche a eu lieu en 1855 ;
depuis cette époque, la malade a toujours été régulièrement mens-
truée ; elle n'a éprouvé aucune souffrance ni aucun malaise ; elle
avait seulement des pertes en blanc, accident auquel elle a d'ailleurs
été sujette de tout temps.

5 et 6 juin. Les règles, qui n'avaient présenté aucune modification depuis leur retour après la dernière couche, ont été plus abondantes et plus pénibles que d'habitude.

Au mois de juillet, la malade n'a pas eu ses règles ; elle a remar-

---

(1) Observation et pièce présentées à la Société anatomique, séance du 7
février 1862.

qué que ses seins devenaient plus gros, et elle a commencé à avoir des vomissements.

Pendant le mois d'août, la suppression du flux menstruel persiste; le développement des seins augmente au point de gêner les mouvements des bras. Les vomissements ont continué et l'appétit diminue.

Vers le 20 du même mois, ont commencé à paraître des douleurs dans les reins, le bas-ventre, et même dans tout le petit bassin ; elles s'irradiaient dans la cuisse droite ; la malade dit aussi qu'elles portaient sur le fondement, et l'empêchaient d'aller à la garde-robe. C'étaient d'ailleurs des douleurs sourdes, et qui ne paraissent pas avoir eu les caractères des coliques utérines ou des douleurs lancinantes.

En septembre, les souffrances et le malaise augmentant, la malade s'adresse à un médecin, qui attribue ces accidents au développement d'une tumeur; un autre médecin, également consulté par cette femme, sans avoir recours au toucher qu'avait pratiqué son confrère, diagnostique, d'après les signes rationnels, une grossesse commençante. En effet, bien que les seins se fussent un peu affaissés, les vomissements continuaient, et les règles n'avaient pas reparu depuis le 5 juin.

Lors de l'entrée de la malade à l'hôpital, le 4 octobre, M. Goupil, qui remplaçait alors M. Bernutz, soupçonna l'existence d'une grossesse au début, mais avec une complication dont il ne pouvait se rendre bien compte.

En effet, le col utérin, bien que porté en avant et à gauche, regarde cependant un peu en arrière, comme si l'utérus était en antéversion ; mais, en même temps, le doigt rencontre à droite et en arrière une tumeur globuleuse qui semble être le fond de l'utérus. De sorte que, si les accidents observés tiennent à une flexion utérine compliquant une grossesse au troisième mois, et venant enclaver l'utérus dans la cavité pelvienne, ce ne peut être une rétroflexion ; le toucher ferait plutôt admettre une flexion rétro-latérale droite.

Tout en présumant une grossesse compliquée de déviation utérine, M. Goupil remettait à une époque ultérieure la détermination exacte de cette déviation dont la singularité même lui laissait des doutes.

On se contentera donc de prescrire à la malade le repos au lit, des applications émollientes, des bains, et une alimentation réparatrice ; sous l'influence de ces moyens hygiéniques, les douleurs ont diminué pendant le mois d'octobre. Mais les vomissements aqueux et bilieux persistent, et la défécation est toujours difficile. Il faut noter que la malade, qui a déjà eu trois grossesses , croit elle-même qu'elle est enceinte.

Dans les premiers jours de novembre, la malade a perdu du sang liquide pendant un ou deux jours seulement. *Le 18 novembre,* M. Bernutz pratique le toucher, qui donne les résultats suivants : le col utérin, distant de 7 centimètres et demi de l'entrée du vagin, est gros, entr'ouvert, dirigé presque tout à fait en arrière ; en avant du col, on rencontre le corps de l'utérus dans une antéversion si prononcée que l'axe de l'organe est dans un plan presque parallèle à celui du détroit inférieur ; son bord gauche est fortement appliqué contre la paroi gauche du petit bassin. Le fond et surtout le bord droit de cet organe sont séparés par une rainure d'une tumeur qui les déborde inférieurement.

Celle-ci n'est éloignée que de 6 centimètres et demi de l'entrée du vagin ; elle est tendue, rénitente, animée d'un battement très-prononcé : ce dernier phénomène, joint à la consistance que je viens d'indiquer, permet de distinguer nettement la tumeur de l'utérus, qui lui est accolé.

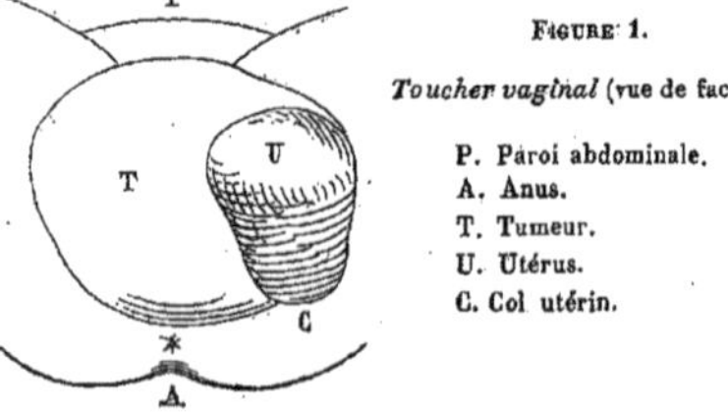

FIGURE 1.

Toucher vaginal (vue de face).

P. Paroi abdominale.
A. Anus.
T. Tumeur.
U. Utérus.
C. Col utérin.

Les mouvements imprimés à cette tumeur vaginale se transmettent a un corps globuleux, facile à sentir au palper abdominal. Il occupe une portion de l'hypogastre et remonte, au niveau de la ligne médiane, à quatre travers de doigt au-dessus du pubis ; il est limité par un rebord arrondi à convexité supérieure. A gauche, ce bord plonge dans le petit bassin sans aller jusqu'à la fosse iliaque gauche ; et on rencontre une saillie à la partie inférieure de ce même bord, comme si une tumeur plus petite était annexée à la partie antéro-latérale gauche de la principale. A droite, la courbe qui limite la tumeur s'allonge un peu et va se terminer à la partie la plus interne de la fosse iliaque du même côté.

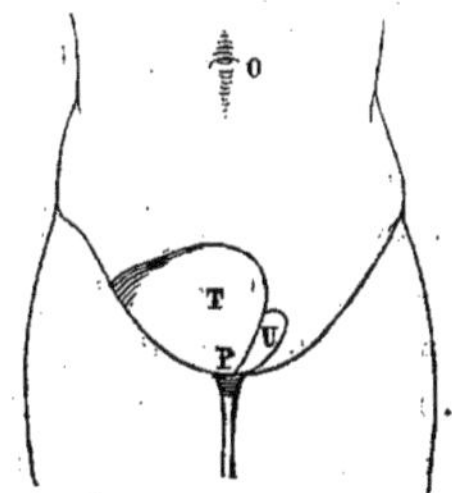

Figure 2.

Palper abdominal.

O. Ombilic.
P. Pubis.
T. Tumeur principale.
U. Tumeur annexe plus petite.

Les seins sont peu développés, il est vrai, mais le mamelon est entouré d'une aréole très-large et très-brune. Enfin il faut ajouter que la tumeur avait notablement augmenté depuis l'entrée de la malade à l'hôpital.

C'est en se fondant sur les signes évidents d'une grossesse, et sur les caractères particuliers de la tumeur juxtaposée à l'utérus, que M. Bernutz diagnostique une grossesse extra-utérine avec développement du kyste fœtal dans l'épaisseur du ligament large.

9 *décembre.* La malade est très-pâle, un peu amaigrie ; elle a peu d'appétit ; les vomissements ont diminué. Il n'y a d'ailleurs pas de fièvre à aucun moment de la journée ni de la nuit. Elle continue à se plaindre de douleurs assez vives, et parfois même d'élancements dans l'hypogastre et la fosse iliaque droite ; ces douleurs,

à peu près constantes, s'étendent toujours dans la cuisse du même côté. En touchant par le vagin, on trouve les parties dans la même position ; la muqueuse du col utérin est épaisse et ramollie comme au début de la grossesse, le museau de tanche est entr'ouvert. La consistance de la tumeur est la même ; c'est surtout en avant, à son point culminant, que le battement est le plus marqué ; à la périphérie, surtout à droite et en arrière, la rénitence et les battements sont moins manifestes.

Le 25. L'état général est assez bon ; la malade est cependant toujours un peu languissante et notablement chloro-anémique ; les fonctions digestives se font mieux, la défécation est devenue plus facile, la miction continue à être opérée sans difficulté. Les seins sont mémédiocrement volumineux ; l'aréole est très-marquée, ainsi que les tubercules de Montgommery.

L'hypogastre est devenu saillant par suite de l'ampliation de la tumeur qui y avait déjà été signalée. Celle-ci, toujours bien nettement limitée, se compose maintenant de deux portions plus faciles à distinguer que lors des examens précédents. L'une, plus volumineuse, plus sensible à la pression, occupe la moitié droite de l'hypogastre et atteint presque l'ombilic : à droite, elle s'enfonce dans le petit bassin et s'étale un peu sur la fosse iliaque ; à gauche, elle empiète sur la moitié gauche de l'hypogastre ; c'est sur le bord correspondant qu'on sent plus manifestement encore aujourd'hui une autre tumeur plus petite, plus dure, moins sensible à la pression, qui est comme annexée à la précédente. Cette petite tumeur s'enfonce également dans l'excavation pelvienne.

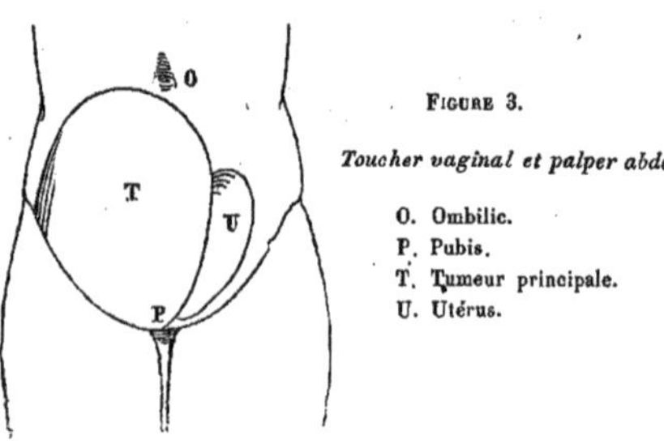

FIGURE 3.

Toucher vaginal et palper abdominal.

O. Ombilic.
P. Pubis.
T. Tumeur principale.
U. Utérus.

L'auscultation révèle, dans la tumeur principale seulement, un bruit de souffle doux, prolongé, isochrone à la diastole artérielle; la malade n'y sent aucun mouvement, et il est impossible de découvrir en aucun point un bruit qui révèle les mouvements d'un cœur fœtal. Au toucher, on trouve des modifications résultant de l'ampliation de la tumeur : le col regarde moins directement en arrière, sa muqueuse est très-épaissie; il est comme œdématié, surtout dans sa lèvre antérieure. Le sillon intermédiaire à l'utérus et à la tumeur est oblique en avant et à gauche, au lieu d'être directement antéro-postérieur, comme auparavant. On dirait que l'utérus a été redressé et entraîné par la tumeur dans son mouvement d'élévation. La portion vaginale de celle-ci jouit encore d'une certaine mobilité. La muqueuse qui la recouvre est épaisse et présente de gros plis; on ne peut plus y sentir aucun battement. Les mouvements qu'on lui imprime se transmettent bien à la portion hypogastrique. Il n'en est pas de même de la petite tumeur qui semble être l'utérus notablement développé, et dont la mobilité est beaucoup moindre.

Enfin, pour ne rien omettre, il faut ajouter que le toucher vaginal a toujours été une opération très-douloureuse pour la malade; elle en avait une telle appréhension qu'on le pratiquait aussi rarement que possible.

Le 26 décembre, la malade fait une chute dans la salle, auprès de son lit; aussitôt elle éprouve de vives douleurs dans le bas-ventre et elle perd une petite quantité de sang rouge, liquide et sans caillots.

On prescrit le repos au lit et des applications narcotiques et émollientes sur le ventre.

L'hémorrhagie n'a duré que deux jours; mais, depuis lors jusqu'au 20 janvier environ, la malade a perdu une eau rousse si abondante par moments qu'elle traversait une alèze pliée sous elle et qu'on était obligé de la *mettre au paillasson*. Les douleurs s'étaient d'ailleurs un peu calmées, et la tumeur continuait à s'accroître.

Ce développement portait surtout sur celle du côté gauche, qui atteignait presque l'ombilic. La tumeur principale dépassait ce niveau et, vers le milieu de janvier, elle présentait, au palper abdominal, une notable modification ; sa partie supérieure semblait profondément située et comme refoulée en arrière par un corps dur et globuleux, plus gros que le poing, donnant la sensation d'une tumeur fibreuse ou d'une tête de fœtus. Cette nouvelle tumeur, située, pour ainsi dire, au sommet de l'interstice qui séparait les deux autres, était plus superficielle que ces dernières ; on la sentait immédiatement derrière la paroi abdominale.

Le vagin était notablement allongé ; le col, encore plus redressé, ne regardait plus que très-peu en arrière ; il était ramolli et s'était beaucoup rapproché de la ligne médiane.

Le 28 janvier, à onze heures et demie du soir, la malade, qui avait été assez gaie dans la soirée même et n'avait d'ailleurs éprouvé aucun malaise, est tout à coup prise d'étouffement ; elle est refroidie, décolorée, et presque en défaillance.

Une potion éthérée lui donne un peu de calme, et le 29, à la visite du matin, on la trouve mieux, par suite d'une heure ou deux de sommeil qu'elle venait de goûter.

Le pouls, à 120, était petit et faible. — On prescrit des applications de glace sur l'abdomen, des sinapismes réitérés aux extrémités, du vin de Bordeaux à haute dose, et de l'opium à doses fractionnées.

A dix heures du matin, le pouls était insensible.

Dans la journée, la malade est restée dans un grand état de prostration ; elle était refroidie, décolorée, et faisait fréquemment de profondes inspirations ; elle se plaignait de sentir comme une barre au niveau du diaphragme, et de vives douleurs dans la partie droite de la zone ombilicale. On a remarqué qu'elle ne pouvait pas supporter le décubitus complétement horizontal : cette position augmentait ses douleurs de ventre, et il fallait la soulever avec des oreillers.

A trois heures du soir, M. Bernutz la visitait de nouveau et trouvait le pouls un peu relevé ; cependant, une demi-heure après, la malade devenait encore plus pâle et succombait dans un état syncopal.

Autopsie quarante et une heures après la mort.

Le cadavre est décoloré et dans un bon état de conservation.

La rigidité cadavérique est prononcée.

L'abdomen est saillant , et, en le palpant, on trouve un vide à la place de la saillie globuleuse qui avait été remarquée dans les derniers temps de la vie.

La partie latérale gauche de la tumeur, qui est la plus volumineuse, a 2 centimètres de haut et 16 centimètres de large ; elle est mate dans toute son étendue. A la partie supérieure, on sent une rainure transversale et des inégalités , comme s'il y avait là des parties fœtales.

Tandis que la matité qui vient d'être signalée s'étend en hauteur depuis la fosse iliaque gauche jusqu'au niveau de l'ombilic, on rencontre, du côté droit, seulement un peu de matité au niveau de la fosse iliaque ; plus haut, on perçoit le son intestinal.

Il y a donc eu récemment un déplacement manifeste de la tumeur.

Le toucher vaginal est pratiqué et donne les résultats suivants :

Le col utérin, qui occupe maintenant la ligne médiane , est appliqué contre la face postérieure du pubis ; il est éloigné de l'entrée du vagin de 6 centimètres trois quarts. On sent une certaine résistance dans le cul-de-sac vaginal droit, qui a une profondeur de 7 centimètres. Le cul-de-sac gauche est profond de 9 centimètres et libre ; il en est de même du cul-de-sac postérieur, qui a 7 centimètres. Les mouvements imprimés au col utérin se communiquent à une tumeur qui occupe la ligne médiane et remonte à 11 centimètres au-dessus du pubis : c'est le fond de l'utérus.

Une incision cruciale, pratiquée à la paroi abdominale, donne écoulement à une petite quantité de sang liquide. La région hypogastrique est occupée par un caillot qui forme une nappe peu épaisse et continue, recouvrant tous les viscères situés à ce niveau.

En soulevant l'épiploon (voyez planche I), on découvre un fœtus du sexe féminin, bien conformé, long de 32 centimètres, et dont la mort est toute récente; il occupe la zone ombilicale et un peu le flanc gauche. Il est plié en double; sa tête et ses pieds s'appuient sur une tumeur paraissant développée dans l'épaisseur du ligament large droit; son bassin repose sur le fond de l'utérus. Le visage, fortement tourné vers le côté droit et presque postérieur du fœtus, regarde l'hypochondre gauche de la mère; son dos est en rapport avec le flanc gauche de celle-ci.

Le kyste fœtal a 12 centimètres de haut et 9 centimètres de large à sa partie moyenne. A sa partie inférieure et en avant, se voit le ligament rond, qui est transversal; sa face antérieure et externe se confond avec le feuillet antérieur du ligament large. On remarque sur ce kyste une bande nacrée, longitudinale, dirigée presque verticalement en haut, et partant de la corne droite de l'utérus : c'est la trompe droite qui est appliquée sur la tumeur. La face antéro-interne du kyste est en rapport d'abord avec les parties fœtales qui s'y appuient, et plus bas avec la face postérieure de l'utérus, dont elle est séparée par les circonvolutions du cordon. Le sommet du kyste est libre; sa partie inférieure s'appuie sur la fosse iliaque droite et adhère à toute la partie droite du pourtour du détroit supérieur. En dedans, le kyste est intimement uni au corps de l'utérus.

En l'examinant par sa face postérieure (voyez planche II), on trouve une très-large déchirure qui a donné passage au fœtus; cette solution de continuité permet de voir la face fœtale du placenta et l'insertion du cordon à sa partie la plus inférieure. Cet organe est presque vertical, et sa face externe regarde en avant et en dehors. Vers la partie externe et inférieure de la déchirure, on remarque une membrane opaline contenant encore du liquide dans ses replis, et qui a contracté de très-faibles adhérences avec les parties voisines ; il semble que ce soit un fragment de la membrane amniotique, qui a aussi été rompue par suite du passage du fœtus de la cavité du kyste dans celle de l'abdomen.

L'utérus est très-développé, un peu refoulé à gauche. La cavité du col est longue de 5 centimètres, et, lorsque l'organe a été incisé et étalé, ses parois ont un développement de 2 centimètres et demi. La muqueuse est pâle, normale, et recouverte d'un mucus vitriforme assez abondant. La cavité du corps de l'utérus est haute de 7 centimètres et demi, large de 6 centimètres entre les deux cornes de l'organe. Les parois utérines, au niveau du corps, ont une épaisseur de 2 centimètres et demi, y compris la muqueuse ; l'épaisseur totale, qui donne la même mesure à l'union du col et du corps, est en réalité un peu plus considérable pour ce qui est de la substance propre de l'organe. En effet la muqueuse, qui était mince, pâle et adhérente, commence ici à devenir de plus en plus épaisse et rouge, et en même temps moins unie au tissu de l'utérus ; vers la partie supérieure du corps de la matrice, elle a une épaisseur de 5 millimètres.

A la surface de cette membrane, se voient un assez grand nombre de plaques d'un gris jaunâtre, ressemblant, sauf la couleur, aux fausses membranes des muqueuses. Examinée au microscope, la substance de ces plaques, qui étaient d'ailleurs adhérentes, peu épaisses, et déchiquetées sur leurs bords, m'a paru surtout graisseuse ; elle se composait de cellules épithéliales pavimenteuses et cylindriques, infiltrées de graisse, de granulations graisseuses et de corpuscules pyoïdes.

La vessie est saine, située au-dessous et en avant de l'utérus ; ses parois sont épaissies. Les intestins sont refoulés au-dessus de l'utérus et du kyste fœtal ; l'*S* iliaque est remontée en haut et en dehors ; le cæcum atteint le niveau de l'ombilic. Ces divers organes n'avaient contracté aucune adhérence avec le kyste fœtal. Mais, dans la cavité du petit bassin, on trouve de nombreux tractus filamenteux entre l'utérus et les parties voisines. Il y a une grande quantité de caillots sanguins dans le cul-de-sac recto-utérin.

Tous les organes du petit bassin et le péritoine qui les recouvre étant enlevés d'une seule pièce, nous avons recherché, mon excellent collègue Dubrueil et moi, le siége anatomique de la grossesse.

Nous avons d'abord constaté plusieurs petites lamelles celluleuses qui avaient relié la face postérieure de l'utérus soit aux organes environnants, soit à la partie la plus voisine de la poche fœtale.

Les annexes du côté gauche, qui reposaient sur les vaisseaux cruraux au moment de l'ouverture du cadavre, ne présentent aucune lésion importante; seulement le bord supérieur du ligament large est oblique en bas et à gauche, ce qui provient de l'ampliation et de l'élévation de l'utérus. L'ovaire se trouve engagé sous une lamelle celluleuse mince, qui est, de même que toutes celles signalées précédemment, le résultat de petites péritonites locales et adhésives.

La solution de continuité de la poche fœtale présente un bord inégal et déchiré, qui ne mesure pas moins de 34 centimètres de développement.

Nous avons injecté une des artères ombilicales; mais il existait entre les premières ramifications placentaires de ces vaisseaux de si larges anastomoses, que l'injection est remontée bientôt vers le fœtus par l'autre artère, sans se répandre suffisamment dans le placenta. Une seconde injection, poussée dans la veine ombilicale, n'a pas mieux réussi; mais elle a au moins permis de préciser la lésion qui a occasionné une hémorrhagie aussi rapidement mortelle. En effet, à peine la matière injectée avait-elle pénétré dans les plus grosses branches de la veine ombilicale, qu'elle s'est répandue sous la portion placentaire de l'amnios. La déchirure de la veine ombilicale était bouchée par les caillots accumulés sous l'amnios, et le commencement de l'opération réussissait; cet accident ne s'est produit que quand la résistance opposée à la progression du liquide, par les ramifications toujours croissantes du vaisseau, a été plus grande que l'obstacle formé par le caillot au niveau de la rupture.

Nous avons aussitôt cessé l'injection et disséqué la poche fœtale.

L'amnios était, comme il vient d'être dit, soulevé et décollé vers la partie inférieure du placenta; après avoir enlevé l'injection répandue et surtout une grande quantité de caillots situés sous l'amnios, on voit que le placenta présente, en bas et en dedans, une déchirure transversale presque au niveau de l'attache du cordon qui s'insère à son bord inférieur. C'est une sorte de placenta en raquette qui a 9 centimètres de large sur 12 centimètres de haut.

La déchirure placentaire, qui porte également sur les branches principales de la veine ombilicale, est la source de l'hémorrhagie; et il faut remarquer que la rupture de la poche, qui fait face au placenta, se prolonge en bas jusque tout près de cet organe.

La paroi du kyste fœtal est une membrane épaisse, résistante, élastique, à la face interne de laquelle se voient quelques lambeaux de l'amnios. Cette portion résistante est le chorion ; il est tellement revenu sur lui-même qu'on a du mal à faire rentrer le fœtus dans la poche qui l'a manifestement contenu pendant la vie.

En dedans, cette poche adhère très-intimement au bord droit et un peu à la face postérieure de l'utérus, et il a fallu détruire peu à peu ces adhérences pour trouver l'ovaire.

Nous avons été guidés dans cette dissection difficile par le ligament de l'ovaire, qui décrit un *S* italique; redressé, il est long de près de 5 centimètres et offre un demi-centimètre de hauteur.

L'ovaire est aplati, comme membraneux, à peine plus épais que son ligament ; il a 2 centimètres de hauteur sur 8 de large. Il est refoulé en haut, c'est-à-dire que son bord libre est supérieur, tandis que son bord adhérent regarde en bas. Cet organe se trouve ainsi étroitement comprimé entre le feuillet postérieur de l'aileron supérieur du ligament large et la face antérieure du kyste ; de façon que celle-ci nous a bien manifestement paru avoir sa racine à la face postérieure du ligament large, au-dessous de l'insertion de l'ovaire.

La trompe, qui mesure 11 centimètres de longueur, s'étend de la corne droite de l'utérus au sommet du kyste ; du volume d'une

plume de corbeau et rectiligne dans sa portion externe (environ
6 centimètres), elle augmente un peu de volume dans sa moitié interne et décrit quelques flexuosités sur une longueur de 5 centimètres.

Une petite ponction pratiquée dans cet organe permet d'introduire dans le canal tubaire un insufflateur ; nous avons pu, de cette
manière, limiter exactement l'extrémité externe de la trompe, dont
le pavillon a contracté des adhérences avec le sommet de la tumeur ;
les franges avaient leur développement normal et adhéraient au
sommet du kyste fœtal. La trompe a été incisée dans toute sa longueur ; la muqueuse est pâle, recouverte d'un mucus grisâtre, peu
abondant ; l'introduction d'une soie de sanglier a montré la per-
méabilité de l'*ostium uterinum*. Nous avons rencontré, dans le courant de la dissection, plusieurs petites poches remplies de sérosité
citrine ou sanguinolente, ou même de caillots sanguins ; la plupart
occupaient la surface du péritoine, autour de la racine du kyste, et
se rencontraient soit au point de contact des organes entre eux, soit
surtout au niveau de leur jonction avec la poche.

Plusieurs petits caillots, situés à la surface ou dans les couches les
plus superficielles du placenta, pouvaient être rapportés à des hémorrhagies placentaires très-limitées.

§ I. — *Remarques sur les signes et le diagnostic de la grossesse
extra-utérine au cinquième mois.*

Si on prenait l'observation qui précède comme type, il semblerait
qu'il doive être toujours possible de reconnaître une grossesse extra-
utérine. Ainsi, lorsque M. Bernutz posa le diagnostic, le cinquième
mois de la grossesse commençait. Cette malade présentait des signes
rationnels bien marqués ; les règles étaient interrompues depuis
cinq mois ; les seins s'étaient tout d'abord beaucoup développés,

et si actuellement ils n'étaient pas très-tendus, au moins y trou-
vait-on une aréole très-large et très-noire, ainsi que des tubercules
de Montgommery. Depuis la suppression des règles, la malade
avait éprouvé des malaises, elle avait eu des vomissements ; elle se
croyait enceinte, et on pouvait d'autant mieux se fier à son témoignage qu'elle avait déjà eu plusieurs enfants. Cependant les douleurs
incessantes qu'elle éprouvait dès le deuxième mois de sa grossesse
l'avaient inquiétée, et elle avait consulté deux médecins ; l'un d'eux,
qui l'avait touchée, avait senti une tumeur au développement de laquelle il attribuait tous les accidents, et ne croyait pas à une
grossesse.

Le mois suivant, elle se présentait à l'hôpital, et on supposait qu'il
y avait grossesse utérine avec un déplacement ou une inflexion de
la matrice. Les douleurs ne cédaient pas au repos, et on voyait s'accroître rapidement une tumeur qui, lors de l'entrée de la malade,
dépassait à peine le niveau du détroit supérieur ; elle s'élevait maintenant à quatre travers de doigt au-dessus du pubis et occupait tout
une moitié de l'hypogastre. On la retrouvait encore en touchant
par le vagin ; et on pouvait voir qu'elle remplissait presque toute
l'excavation pelvienne, refoulant l'utérus en bas et à gauche ; enfin
cette tumeur présentait le phénomène remarquable d'un battement
isochrone à la diastole artérielle, et c'était une sensation bien dis-
tincte de ces pulsations qu'on rencontre souvent au fond du vagin,
même sans qu'il y ait aucune affection de l'utérus ou de ses annexes.
Il y avait un véritable mouvement d'ampliation intermittent, auquel
toute la portion vaginale de la tumeur prenait part ; d'ailleurs elle
était rénitente, assez tendue, et se distinguait parfaitement de l'utérus, qui lui était accolé.

En groupant ainsi les commémoratifs et les résultats de l'exploration, qui ont servi à poser le diagnostic, la difficulté paraît
moins grande, et il semble tout naturel qu'un homme aussi versé
dans l'étude des maladies des femmes ne s'y soit pas trompé. Ce-

pendant la chose n'était pas aussi simple, puisque, le mois suivant,
un très-habile accoucheur n'adoptait pas l'opinion d'une grossesse
extra-utérine ; et il y avait alors un symptôme de plus, c'était un
bruit de souffle, qu'on pouvait, à la vérité, attribuer à la compression des vaisseaux iliaques. Les doutes de ce chirurgien étaient
d'ailleurs fondés sur une particularité, bien intéressante et fort peu
connue, de l'évolution des tumeurs fibreuses ; j'aurai l'occasion d'y
revenir plus loin.

Il me paraîtrait presque impossible de donner une symptomato-
logie en règle de la grossesse extra-utérine au quatrième ou cinquième mois ; j'aime mieux renvoyer à l'observation qui précède
que de faire une description à la fois banale et imaginaire. En effet,
il y a dans ces sortes d'affections deux ordres de signes : d'abord les
symptômes rationnels de la grossesse, qu'il est tout à fait inutile de
répéter ici ; puis les signes propres à la grossesse extra-utérine. Ces
derniers doivent être si variables, selon les cas, qu'il me semble impossible d'en faire une bonne description générale. Il sera peut-être
plus utile d'examiner seulement les symptômes les plus ordinaires,
et de signaler les affections susceptibles d'être confondues avec ces
grossesses anomales.

Je viens de dire qu'il n'y aurait aucun intérêt à ressasser ici les
signes rationnels de la grossesse, mais il faut bien se pénétrer de
leur importance. En effet, M. Goupil, après avoir examiné un grand
nombre d'observations, n'a trouvé que quatre malades qui aient méconnu ou laissé ignorer leur état de grossesse (1) ; leur témoignage
est en général d'autant meilleur que ces femmes ont déjà eu plusieurs
enfants. Je crois avoir remarqué en outre que la plupart étaient devenues enceintes après être restées infécondes pendant un long
espace de temps.

---

(1) Bernutz et Goupil, *Clinique médicale sur les maladies des femmes*, t. I,
p. 568.

Nous avons vu que les règles étaient supprimées chez notre malade; il en était de même chez toutes celles dont M. Goupil a étudié
l'observation. Je ne parlerais donc pas de ce phénomène, qui est
commun à toutes les femmes enceintes, si on ne voyait aussi souvent
des métrorrhagies survenir dans le cours de la grossesse extra-utérine; mais on ne peut confondre ces pertes de sang avec des retards
ou des irrégularités de la menstruation. En effet, l'hémorrhagie a
une longue durée, elle est bien sujette à des redoublements, mais
ceux-ci n'ont aucun caractère de périodicité; la malade ne ressent
pas les phénomènes nerveux qui accompagnent d'usage la menstruation; enfin il y a des douleurs dont l'intensité s'accroît lorsque la
perte est plus abondante. M. Goupil considère ces métrorrhagies
comme un phénomène presque constant dans la grossesse extra-
utérine; cela est d'autant plus important à noter que, selon la remarque de Guillemot (1), ces pertes peuvent induire en erreur :
« Des douleurs expulsives se développent, dit-il, et donnent lieu à
la sortie, à travers des caillots de sang, d'un corps étranger que
l'homme de l'art pourrait regarder comme l'un des débris de l'embryon ou du placenta. L'idée d'avortement se confirme encore par
l'apparition d'une perte. » On comprend l'erreur en voyant l'énorme
hypertrophie de la muqueuse utérine; les fragments qu'on en retrouve dans les caillots sont assez volumineux pour faire illusion,
et cela est d'autant plus fâcheux que le médecin, convaincu de la
réalité d'un avortement, ne songera plus à rapporter à une grossesse
les accidents qu'il doit observer plus tard.

La douleur est encore un symptôme presque constant, c'est même
là ce qui attire d'abord l'attention des malades et les engage à consulter le médecin. Gardien disait que la grossesse est souvent incommode et douloureuse, et que par conséquent le malaise et la

---

(1) *De la Grossesse extra-utérine (Archives gén. de méd.,* t. XXVIII, p. 212,
1re série; 1832).

souffrance ne suffisent pas pour faire distinguer les cas où le fœtus
se développe hors de l'utérus (1). C'est là une exagération, et les
malades elles-mêmes ne confondent pas ces douleurs fixes et persi-
stantes avec les souffrances qui s'observent quelquefois dans la grossesse normale. Il est inutile de dire que les douleurs dont je parle
n'ont pas toujours le même caractère : tantôt elles sont liées à des
contractions utérines, et on peut aisément les reconnaître ; plus souvent elles proviennent de petites péritonites partielles ou bien de la
compression des branches nerveuses. Ce sont précisément ces deux
dernières variétés qui sont plus spéciales à la grossesse extra-
utérine.

Si les signes rationnels doivent fixer, dans ce cas comme toujours,
la valeur et le sens des signes objectifs, il n'est pas moins nécessaire
de faire un examen minutieux de ces derniers. On a pu voir, dans
l'observation rapportée plus haut, qu'il avait été possible de distinguer l'utérus de la tumeur qui lui était si intimement accolée ; cela
se conçoit si on réfléchit à l'hypertrophie considérable de cet organe ;
au moment de l'autopsie, il avait 14 centimètres et demi de hauteur
sur 8 centimètres et demi de large ; ses dimensions étaient donc
doublées.

Voyons comment une exploration attentive, dirigée dans le but
de mesurer l'utérus et de le séparer nettement de la tumeur, peut
être utile au diagnostic : pour cela il faut que la malade soit soumise
un certain temps à l'observation. Le médecin reconnaît tout d'abord
que la femme est presque certainement enceinte ; je suppose qu'il ne
puisse se prononcer à l'instant sur la nature de l'anomalie que présente la grossesse : un examen bien dirigé lui aura cependant fait
constater le volume de l'utérus, et, à côté de cet organe, une tumeur
dont il peut également noter les dimensions. Et, s'il vient à examiner la malade quinze ou vingt jours plus tard, il va voir les signes

---

(1) Gardien, *Traité complet d'accouchements*, t. I, p. 529 ; 1821.

de la grossesse se confirmer davantage ; la tumeur de l'hypogastre a
augmenté, et il ne peut manquer d'être frappé de ce fait que l'u-
térus n'a pris qu'une faible part à cet accroissement ; c'est sur la
tumeur que porte ce développement graduel. Donc, si la malade est
bien réellement enceinte, il est probable que l'œuf est en dehors de
l'utérus.

Bonnie (1) avait déjà insisté sur les services que peuvent rendre
le palper abdominal et le toucher vaginal combinés, et il en donne
comme exemple une grossesse extra-utérine diagnostiquée au quatrième mois par son père et par lui. Tout le monde ne pourrait se
flatter d'être toujours aussi heureux ; et j'ai eu soin de dire que pour
tirer des signes objectifs tous les éclaircissements qu'ils peuvent
donner, il faut suivre quelque temps le développement de ces grossesses anomales. Aussi Gardien (2) exagérait-il lorsqu'il voulait
reconnaître, dans tous les cas, la grossesse extra-utérine, poussant
même l'exactitude jusqu'à vouloir en déterminer la variété. « Ainsi,
disait-il, la matrice est ordinairement plus pesante dans les grossesses de la trompe et de l'ovaire, parce que le placenta fait corps
avec elle ; ce qui n'a pas lieu dans les grossesses abdominales, à
moins que le placenta ne soit inséré sur le fond de l'utérus. De sorte
que si la pesanteur de cet organe n'est pas augmentée, il est certain
que la grossesse est abdominale. S'il est plus pesant, on peut conserver du doute ; cependant il est probable que l'œuf s'est développé
dans les trompes ou les ovaires ; et il faut faire attention, quand on
agite la matrice, à ne pas attribuer sa pesanteur augmentée au développement de sa cavité par un corps étranger, bien qu'elle dé-
pende uniquement d'une tumeur surajoutée sur les parties latérales
ou sur son fond » (3). Toutes ces nuances me paraissent bien dif-

---

(1) *Dissertation sur les grossesses extra-utérines*, p. 35 (Thèses de Paris, 1822).
(2) *Traité complet d'accouchements*, t. I, p. 532 ; 1824.
(3) *L'Art des accouchements*, t. II, p. 443, 8ᵉ édition.

ficiles à apprécier, et j'ai peine à croire qu'il suffise de soupeser l'u-
térus pour arriver à un diagnostic aussi précis. Mieux vaut chercher
à étudier les caractères de la tumeur fœtale ; je n'ai parlé jusqu'ici
que des moyens de constater son volume et du signe précieux fourni
par son accroissement graduel, mais cela ne suffit pas. Dans l'observation que je rapporte, on sentait, en touchant par le vagin, des
battements sur toute l'étendue de la tumeur, et ce fut peut-être un
des symptômes qui attirèrent le plus l'attention. Ce signe a été indiqué par Baudelocque (1) ; je n'ai jamais rencontré, ajoute l'illustre
accoucheur, ces pulsations dans aucune des tumeurs qui peuvent se
développer au bas-ventre. Est-ce là un signe constant ? Non, et notre
observation en est un exemple ; les battements n'existaient plus à la fin
de décembre, tandis qu'un mois auparavant ils étaient très-marqués.
On peut facilement se rendre compte de ce changement : en effet,
il est manifeste qu'ici l'œuf s'était greffé sur la face postérieure du
ligament large, au-dessous de l'insertion de l'ovaire ; le placenta
avait pris racine dans l'épaisseur même de ce repli. Durant la première période de son développement, l'embryon était donc contenu
dans la cavité pelvienne ; et lorsqu'il s'est trouvé arrêté en arrière
et à droite par la ceinture osseuse, il a poussé devant lui l'utérus ;
cet organe s'est trouvé refoulé en bas et à gauche ; en même temps,
il s'est incliné en avant, ainsi que le ligament large droit, considérablement agrandi. Le doigt rencontrait alors la face profonde du placenta au fond du vagin ; cet organe formait presque à lui seul la
grosse tumeur désignée par la lettre T dans la figure 1 (page 46).
Plus tard, la cavité pelvienne ne pouvant plus contenir l'œuf, celui-
ci s'est élevé au-dessus du détroit supérieur ; l'utérus, n'étant plus
aussi comprimé, a pu se redresser peu à peu ; bien plus, il s'est trouvé
entraîné dans le mouvement d'élévation et d'ampliation de la tumeur. J'ai voulu représenter cette nouvelle position, figure 3 (page

---

(1) *L'Art des accouchements*, t. II, p. 443, 8e édition.

48) ; on voit que l'utérus a presque repris sa direction normale ;
mais, en touchant par le vagin, au lieu de rencontrer le placenta
par sa surface tout entière , le doigt n'atteint plus que le bord de
cet organe, qui est également vertical. Il se trouve maintenant en
rapport avec la paroi abdominale ; aussi, à mesure que les battements cessaient dans le vagin, un bruit de souffle apparaissait dans
la portion hypogastrique de la tumeur.

Il me semble donc incontestable que ce bruit était bien un souffle
placentaire, et non un effet de la compression des vaisseaux iliaques.

On comprend maintenant que les pulsations vaginales ne soient
pas un phénomène constant ; il faut, pour les sentir, avoir la portion placentaire de l'œuf sous le doigt. Dans le cas qui nous occupe,
ce signe a pu être constaté momentanément ; mais, dans une grossesse sous-péritonéale, par exemple, il semble ne devoir jamais
exister, puisque le placenta est situé en haut et en arrière. Peut-être,
en revanche, aurait-on une plus grande facilité de sentir la partie
fœtale en touchant par le vagin ; mais encore faudrait-il que la grossesse fût assez avancée.

Le ballottement indiqué par quelques auteurs, par Guillemot
entre autres, serait-il encore, dans le cas où on ne peut atteindre
le placenta, un signe aussi caractéristique ? Ce devrait être un phénomène difficile à produire, s'il y a toujours aussi peu de liquide
amniotique que dans notre cas, autant du moins qu'on en pourrait
juger par les dimensions relatives des membranes et du fœtus. Il
me semble que dans les grossesses extra-utérines où le placenta occupe la partie supérieure de l'œuf, on aurait, en l'absence des pulsations vaginales, un signe presque aussi certain : c'est le bruit de
souffle placentaire, qu'on devrait rencontrer en explorant avec soin
toute la portion hypogastrique de la tumeur.

Je ne parle pas des bruits du cœur fœtal ni des mouvements du
fœtus, cela rentre dans les signes de la grossesse, et il est inutile de
dire quelle importance ils ont, soit parce qu'ils donnent une certi-

tude complète sur le fait de la grossesse, soit parce qu'ils peuvent aider à déterminer la position du fœtus.

Avant de rechercher les moyens de distinguer l'anomalie qui nous occupe de quelques affections qui s'en rapprochent, je veux examiner une opération proposée comme moyen de diagnostic applicable à la grossesse extra-utérine en général : c'est le cathétérisme de l'utérus, proposé, je crois, par le professeur Stoltz, de Strasbourg. Quelques chirurgiens donnaient même ce moyen comme l'*ultima ratio* du diagnostic dans un cas difficile soumis à la Société de chirurgie. Du reste il avait déjà été pratiqué par M. Stoltz, en particulier chez une malade dont le professeur Hirtz donne l'observation (1). La grossesse était à terme, et la sonde pénétra de 4 centimètres et demi dans l'utérus ; on avait pourtant déjà reconnu que la grossesse était extra-utérine, et je me demande de quelle utilité a pu être le cathétérisme. Mais M. Hirtz en avait une tout autre opinion : «S'il n'y avait pas eu, dit-il, de signes rationnels suffisants pour rendre certaine la grossesse extra-utérine, et si, pour augmenter encore les chances d'erreur, la tête n'eût pas plongé dans l'excavation pelvienne, le cathétérisme utérin était là pour dissiper tous les doutes.» Cependant l'utérus ne peut-il pas avoir subi des déplacements tels que l'introduction d'une sonde dans sa cavité soit impossible ou dangereuse? Et, si on en juge par l'observation que j'ai donnée, il doit y avoir, au moins dans la première moitié de ces grossesses, des inflexions et des déplacements capables de s'opposer tout à fait au cathétérisme. C'est là surtout ce que je voulais faire remarquer, puisqu'il est ici question du diagnostic au cinquième mois. Nous verrons plus loin qu'on a pu confondre la grossesse extra-utérine avec la rétroversion, ou mieux la rétroflexion de la matrice. Je ne pense pas qu'on se fût encore beaucoup éclairé alors en cherchant à sonder l'utérus.

____

(1) *Gazette médicale de Strasbourg*, 20 février 1843.

Mais il y a encore d'autres difficultés que le cathétérisme utérin
ne pourrait résoudre, et nous allons les étudier maintenant.

Dès que M. Bernutz eut diagnostiqué une grossesse extra-utérine,
il invita M. Depaul à donner son avis sur un cas si intéressant. Cet
habile chirurgien, qui n'eut, à la vérité, l'occasion d'observer la
malade qu'une seule fois et un peu rapidement, émit une opinion
différente : il y avait, selon lui, une grossesse utérine compliquée
de tumeur fibreuse. M. Depaul avait été conduit à poser ce diagnostic
par l'observation d'un fait qui n'est signalé par aucun auteur, et
que lui avait révélé sa pratique si étendue. Chacun remerciera avec
moi le savant accoucheur des renseignements qu'il a bien voulu me
donner à ce sujet. Sous l'influence de la grossesse, dit-il, les corps
fibreux de l'utérus subissent un accroissement considérable et incessant ; lorsque, par suite de la position qu'ils occupaient, l'utérus
a pu se développer en liberté, la grossesse va jusqu'à terme, et,
après l'accouchement, le corps fibreux revient presque à son volume
primitif. Mais, quand ces corps fibreux interstitiels avaient déjà un
volume notable au moment de la conception, lorsqu'ils occupaient
le segment inférieur de l'utérus, ils peuvent occasionner de graves
accidents. Pour en donner un exemple, M. Depaul rappelle que
récemment il fut appelé en toute hâte auprès d'une jeune dame de
province, grosse de cinq mois ; la cavité pelvienne était littérale-
ment remplie par une tumeur considérable adjacente à l'utérus. Ce
développement simultané de la matrice et de la tumeur avait bientôt
amené des accidents de compression tellement graves que M. Depaul
dut provoquer l'avortement ; et le corps fibreux se mit à décroître
graduellement dès que l'utérus eut été évacué (1). Ce curieux phénomène m'a porté à rechercher l'action de la grossesse sur les tumeurs péri-utérines. Une des observations les plus curieuses que

____

(1) Communication orale.

j'aie rencontrées est de M. le professeur Stoltz ; je conviens qu'elle,
ne se rattache qu'indirectement au point de diagnostic actuellement
en discussion. Il y avait bien un corps fibreux développé dans
l'épaisseur de la paroi postérieure de la matrice ; mais la grossesse
était tubaire et n'a pas dû dépasser le second mois de la grossesse,
à en juger d'après les dimensions de l'embryon. Cependant on peut
voir que déjà la tumeur commençait à tourmenter davantage la
malade. On ne dit pas que cette femme se fût aperçue qu'elle était
grosse, et l'on sait d'ailleurs que les grossesses tubaires n'attirent
jamais par aucun malaise l'attention des malades ; il est probable
qu'ici un travail d'hypertrophie était en voie de se faire dans la
tumeur fibreuse. Quoi qu'il en soit, ce devrait être un cas de diagnostic bien difficile, et comme il est également intéressant au point
de vue de la physiologie des grossesses extra-utérines, je le trans-
cris ici tel que le professeur Stoltz l'a communiqué à M. le Dr Roth.

OBSERVATION VI.

Grossesse extra-utérine tubaire avec tumeur fibreuse de la matrice (1).

Le 10 octobre 1837, à trois heures après midi, la dame R...., âgée
de 36 ans, originaire d'Alsace, mais mariée à Paris, se présenta dans
le cabinet de M. le professeur Stoltz avec une lettre du Dr Taufflieb,
de Bar, qui le priait d'examiner cette dame, pour éclairer un diagnostic que ses propres investigations ne lui permettaient pas de
poser d'une manière définitive.

Mme R..... était arrivée depuis peu de temps dans sa famille. Elle
avait entrepris le voyage de Paris à A......, quoique mal à son aise
et ayant une perte par les parties génitales. Ce voyage l'avait ex-

____

(1) Roth, *Observation sur un cas de grossesse tubaire avec tumeur fibreuse de la
matrice,* etc. (Thèses de Strasbourg, 1844, n° 126).

trêmement fatiguée et avait augmenté toutes les indispositions auxquelles elle était sujette depuis longtemps, et notamment la perte
de sang, qui la força de garder le lit pendant plusieurs jours. C'est
pour cette raison qu'elle alla consulter à Bar, aussitôt qu'elle put
se lever.

Par l'interrogatoire qu'il lui fit subir et par les renseignements
qui lui avaient été fournis par M. le Dr Taufflieb, M. le professeur
Stoltz apprit que Mme R....., mariée depuis longtemps, n'avait cependant jamais été grosse, qu'elle avait eu souvent des dérangements de
la menstruation et des pertes, des constipations, une grande difficulté
de rendre les matières fécales, et quelquefois une rétention d'urine
passagère. En allant à la selle, ajouta la consultante, il lui semblait
qu'un corps volumineux tendait à sortir pendant les efforts de défécation et remontait après.

Cette dame, de taille moyenne, était très-bien proportionnée, fortement constituée et blonde; elle était un peu pâle, mais avait encore
beaucoup de forces.

M. le Dr Taufflieb disait avoir trouvé la matrice très-volumineue,
l'orifice externe béant, la portion du corps accessible au doigt, dure
au toucher, et offrant une résistance qu'on aurait pu attribuer à la
présence d'un corps solide dans sa cavité : point de ballottement.
M. Stoltz proposa à la malade de l'explorer immédiatement. Elle
prétexta la nécessité de quelques soins de propreté, et l'opération
fut remise au lendemain, à neuf heures du matin.

Mme R..... alla loger chez une de ses amies, qui demeurait à la
Krutenau.

A huit heures du soir, pendant qu'elle était à causer familièrement
avec les personnes qui l'entouraient, et qu'elle s'occupait de son souper, elle annonça tout à coup qu'elle se trouvait mal. On fut obligé
de la soutenir et de la coucher sur un lit. On lui fit avaler de l'eau
sucrée, du bouillon, du vin. Le malaise, loin de cesser, allait en augmentant; la malade dit qu'elle sentait son ventre enfler et qu'elle n'y
voyait plus. Son visage devint très-pâle, les extrémités froides, le

pouls disparut. On courut appeler du secours. M. Stoltz ne put être rendu auprès de la dame R..... qu'à dix heures ; elle venait de rendre le dernier soupir. Jusqu'à son dernier moment, elle avait conservé l'usage de ses sens et de toutes ses facultés.

Étonné d'une mort aussi prompte, M. Stoltz demanda l'autorisation de faire l'ouverture du corps, ce qui lui fut facilement accordé. Une seule supposition pouvait être faite sur le genre de mort, c'était celle d'un épanchement sanguin dans le ventre : jusqu'au moment de l'accident, la dame R..... n'avait pas eu de maladie grave ; la perte de sang par le vagin ne s'était pas reproduite depuis son arrivée à Strasbourg.

L'*autopsie* fut pratiquée le surlendemain au matin. Le cadavre était pâle et d'un blanc mat ; le ventre était élevé et présentait de la matité dans la région inférieure, tandis qu'au-dessus de l'ombilic il était résonnant.

La poitrine n'offrit rien de bien extraordinaire. Les poumons étaient affaissés et parfaitement sains, à l'exception des sommets, qui étaient le siége de tubercules crus ; l'un d'eux présentait même une cicatrice déprimée et froncée, comme s'il y avait eu ramollissement tuberculeux, fonte et cicatrisation. Cœur petit, contracté, pâle, vide. Beaucoup de graisse dans le médiastin ; diaphragme très-bombé.

En faisant l'ouverture de l'abdomen, il s'écoula d'abord environ 100 grammes de sérosité jaunâtre ; plus loin on trouva de la sérosité sanguinolente, plus bas encore du sang liquide ; enfin, sous les circonvolutions intestinales, entre elles et la partie inférieure de la paroi abdominale, mais surtout dans le petit bassin, c'étaient des caillots de sang en forme de gâteaux, épais, noirs, adhérents aux parties sur lesquelles ils reposaient. Les suppositions qu'on avait formées sur le genre de mort de la dame R..... étaient confirmées : il existait un épanchement de sang considérable dans la cavité péritonéale ; il ne s'agissait plus que d'en trouver la source et la cause véritable.

Le canal intestinal était distendu par des gaz, surtout le gros intestin ; du reste il était sain. On souleva tout le paquet pour découvrir la matrice. Après avoir enlevé les caillots de sang qui remplissaient le petit bassin , on arriva à l'utérus, dont le volume égalait le poing d'un adulte. Il occupait une grande partie de l'excavation, son tissu était ferme et élastique. La trompe droite fut trouvée distendue et noire à ses deux tiers internes ; elle formait une poche du volume d'un œuf de pigeon. A la partie supérieure de cette poche, on apercevait un trou à bord frangé, et dans lequel on pouvait facilement introduire le bec d'une sonde de femme. C'est par cette ouverture que le sang épanché dans le ventre paraissait s'être écoulé.

Pour pouvoir examiner ces parties avec plus d'attention, on en fit l'extraction avec soin. On reconnut, à l'examen ultérieur, que le volume de la matrice était dû à une tumeur fibreuse de la grandeur d'un gros œuf de dinde, qui avait distendu la paroi postérieure de l'utérus, de telle façon que, considéré à sa face antérieure, cet organe présentait la forme triangulaire, modérément convexe, tandis qu'en arrière, il formait une proéminence arrondie ou légèrement ovale, dans le sens vertical, et très-saillante.

Le col était raccourci, épais ; les lèvres du museau de tanche tuméfiées ; du reste, il présentait une conformation normale. A la surface externe de la matrice , se trouvait un grand nombre de brides et de lames fibro-celluleuses , marques d'anciennes phlogoses. L'épiploon adhérait d'une manière intime par une assez large portion au fond de la matrice. Les ovaires étaient affaissés, les trompes contournées et adhérentes par leur pavillon à ces derniers ; du reste ces organes présentaient, comme la matrice, de nombreuses brides celluleuses. La trompe droite, qui était distendue depuis son milieu jusqu'à son insertion à l'utérus, paraissait, au premier examen, ne renfermer que du sang noir et coagulé.

Cette pièce pathologique fut conservée ; mais, avant de la déposer dans l'esprit de vin, M. Stoltz l'examina de nouveau avec attention, et pratiqua des incisions qui firent découvrir la véritable disposition et la nature des choses. La poche tubaire ouverte du côté opposé à celui où se trouvait la perforation par laquelle l'épanchement de sang s'était fait, on retrouva au milieu d'un peu de sérosité sanguinolente un embryon de 4 à 5 centimètres de longueur, dont toutes les parties du corps étaient très-distinctes. Après l'avoir extrait de sa loge, on reconnut tout ce qui forme l'arrière-faix ou l'œuf proprement dit. Le cordon ombilical présentait 6 centimètres de longueur ; les membranes, fines et transparentes, comme elles le sont à six semaines ou deux mois de grossesse, étaient adhérentes à la poche qui les contenait par une fausse membrane semblable à la caduque ; le placenta était organisé, mais non encore lobulé. En un mot, au lieu d'une simple dilatation de la trompe contenant du sang, on constata l'existence d'une grossesse extra-utérine tubaire, arrivée à la fin du second mois à peu près. Cependant la tumeur fibreuse renfermée dans la matrice rendait le mécanisme de la conception très-difficile, pour ne pas dire impossible, à expliquer. Pour connaître exactement la disposition de cette tumeur et ses rapports avec l'utérus, on fendit verticalement la paroi postérieure de cet organe, depuis le milieu du fond jusqu'à l'insertion du col. Alors on remarqua que la tumeur fibreuse faisait corps avec l'utérus; elle présentait des couches stratifiées et concentriques. Entre ces couches, se voyaient des loges ou cellules pouvant contenir des corps du volume d'un pois à celui d'une fève de haricot; elles étaient remplies d'une matière gélatineuse.

En divisant de plus en plus profondément la tumeur contenue dans la matrice, au point de la partager en deux moitiés égales, on s'aperçut en définitive qu'elle n'avait pas encore pénétré dans la cavité proprement dite de l'utérus, qu'elle s'était développée dans la paroi supérieure de cet organe, qu'elle avait distendue, en refoulant une couche en dedans et l'autre en dehors, depuis le fond jusqu'au col, qu'elle avait même envahi en partie; par conséquent la cavité de la matrice était libre, seulement elle se trouvait effacée par l'application immédiate de la paroi postérieure contre l'antérieure. En effet, en introduisant un stylet par le col, l'instrument arrivait sans aucune difficulté jusqu'au fond de la matrice , et son extrémité pouvait être portée de côté et d'autre. Cette disposition levait toutes les difficultés quant au mécanisme de la fécondation.

Le col, gros et court, avait la forme de celui d'une femme qui n'a pas eu d'enfant. Les deux lèvres du museau de tanche formaient un cercle épais, uni, laissant au centre un orifice arrondi, dans lequel on pouvait placer l'extrémité du doigt, mais qui était fermé par un bouchon gélatineux. En fendant le col dans toute sa longueur, on vit que ce bouchon occupait toute la cavité et s'étendait jusqu'à l'orifice interne, ce qui n'a pas empêché les hémorrhagies utérines.

Le tissu propre de la matrice avait subi les changements qui s'y opèrent au commencement de la gestation , même extra-utérine ; mais aussi dans tous les cas où cet organe est distendu lentement par un corps quelconque qui y établit un centre de flexion , et dans le cas de la dame R......, ces deux causes existaient. Vers le fond, près de l'extrémité supérieure de la tumeur fibreuse, le tissu utérin était très-vasculaire.

Il m'a été impossible de retrouver aucune observation de grossesse utérine compliquée de corps fibreux. J'ai cherché si la remarque de M. Depaul pouvait s'étendre aux diverses tumeurs développées dans le voisinage de l'utérus ; ces faits ne sont pas moins rares que les précédents, ce qui tient sans doute à la stérilité que doivent occasionner ces diverses affections.

Dans une observation du Dr Troussel, lue par Amussat à l'Académie de Médecine (1), il y avait une tumeur considérable, de nature fibreuse , développée dans l'épaisseur du ligament large droit ; elle s'implantait sur la partie latérale du col utérin, par un pédicule court, aplati, large d'un pouce environ , et formé d'une substance fibreuse qui s'identifiait avec les fibres musculaires de l'organe.

---

(1) *Archives gén. de méd.*, t. XIX, p. 290, 1re série ; 1829.

Cette tumeur, dont le début remontait à six ans, était déjà si volumineuse quand la malade devint enceinte, qu'elle avait le ventre développé comme au cinquième mois de la grossesse ; ce qui n'empêcha
pas la gestation d'aller jusqu'à cinq mois, au bout desquels cette
femme mourut dans le marasme. Le Dr Troussel, qui avait, pour ainsi
dire, assisté à l'évolution de cette tumeur, avait eu l'occasion d'observer la malade au début de sa grossesse, et il ne dit pas que ce
corps fibreux ait pris le moindre accroissement depuis cette époque.
Cependant ce fait ne peut être considéré comme une exception à la
loi que M. Depaul regarde comme constante ; car le corps fibreux
n'était plus relié à l'utérus que par un pédicule étroit, et cela s'applique surtout aux tumeurs interstitielles de la matrice. L'observation la plus curieuse en ce genre a été présentée par M. Lorain à
la Société de biologie. On peut voir que la grossesse avait paru normale jusqu'au quatrième mois ; c'est seulement à cette époque que
la malade commença à souffrir dans le ventre. Cependant elle put
travailler pendant deux mois encore, jusqu'au jour de son entrée à
l'hôpital. Je crois que si on avait pu examiner cette femme vers le
quatrième mois, on aurait peut-être rencontré une grosse tumeur
dont la détermination eût été difficile, car l'utérus était encore peu
volumineux, et les signes de la grossesse auraient pu faire penser à
une grossesse extra-utérine. Cette observation est d'ailleurs trop
intéressante pour que je ne la transcrive pas ici tout entière.

OBSERVATION V.

Évolution de tumeurs multiples se manifestant pendant le cours d'une grossesse ;
tumeurs énormes développées dans l'épiploon et dans le cul-de-sac recto-vaginal. Accouchement prématuré, présentation de l'épaule, évolution spontanée ;
péritonite chronique. Mort au bout de trente jours. Autopsie : tumeurs du
péritoine, du diaphragme, des poumons, des plèvres, des côtes et des mamelles (1).

La femme qui fait le sujet de cette observation était âgée de
20 ans, primipare. Elle habitait Auteuil, où elle exerçait la profes-
sion de blanchisseuse ; elle était bien conformée, d'une stature
moyenne, d'une santé habituellement bonne. Ses parents sont bien
portants. Nos renseignements quant à l'hérédité des maladies dans
cette famille sont imparfaits. Notre malade a, dit-elle, commencé
à marcher à l'âge de 18 mois. A 15 ans, elle a été réglée pour là
première fois, et la menstruation a toujours été chez elle régulière
depuis cette époque. Cette femme devint enceinte vers la fin du mois
de juin 1852 ; le début de sa grossesse fut marqué par des nausées
et des vomissements fréquents, qui persistèrent jusqu'au quatrième
mois. Vers cette époque, elle ressentit des douleurs assez vives à la
partie inférieure de l'abdomen ; elle consulta un médecin, qui lui fit
une saignée et lui ordonna des bains. La grossesse continua ensuite
sans accidents, et cette femme ne cessa de se livrer à son travail
habituel que la veille du jour où elle se présenta à la Maison d'accouchements. Elle fut reçue dans cet établissement le 14 janvier 1853.
Elle avait, depuis la veille, des douleurs lombaires et abdominales
qui semblaient annoncer un accouchement prochain.

---

(1) Observation et pièces anatomiques présentées par M. Paul Lorrain, interne
à la Maternité (*Comptes rendus de la Société de biologie*, 1853, p. 21).

10

On constata d'abord un volume considérable et une extrême sensibilité du ventre. On reconnut que le développement de l'utérus n'était pas la seule cause de ce volume énorme du ventre; l'utérus était très-élevé et déjeté à droite; il était entouré en haut, en arrière et sur les côtés, et comme coiffé, par une tumeur énorme, qui se cachait sous les côtes. Par le toucher vaginal, on reconnaissait en arrière une énorme tumeur, solide, inégale, qui occupait toute la partie postérieure et latérale gauche de l'excavation pelvienne, et sur laquelle on distinguait une partie anguleuse; le col de l'utérus était repoussé en avant, derrière le pubis. On put s'assurer qu'il était ouvert, très-étroit, et qu'il avait conservé toute sa longeur. Si l'on soulève avec l'extrémité du doigt la tumeur située en arrière du col, on voit qu'elle est mobile; en même temps, la tumeur située au-dessus de l'utérus subit un mouvement ascensionnel. L'auscultation fait reconnaître le bruit du cœur du fœtus, dont le maximum d'intensité est à droite et en avant, un peu au-dessous de l'ombilic; les battements sont réguliers et normaux.

Cette femme a la face colorée, les yeux cernés, les traits profondément altérés, le pouls petit et fréquent, la peau sèche; l'excrétion de l'urine et des matières fécales se fait régulièrement. Interrogée sur ses antécédents, elle répond qu'elle se portait bien avant sa grossesse, qu'elle n'éprouvait avant cette époque aucune douleur dans le ventre, et qu'elle n'a ressenti de la gêne et de la douleur dans l'abdomen que depuis qu'elle est enceinte.

Le 18 janvier, à huit heures du matin, les membranes se rompirent; le col était légèrement entr'ouvert; par le toucher, on reconnut qu'une partie anguleuse se présentait; le cordon ombilical avait glissé jusqu'au col, on n'y sentait pas de pulsations; l'auscultation de l'abdomen ne fit entendre aucun battement du cœur du fœtus; le travail marcha assez régulièrement, et l'on reconnut bientôt une présentation de l'épaule (première position de l'épaule gauche).

En raison du petit volume du fœtus, qui, en outre, avait cessé de vivre, et des circonstances exceptionnelles dans lesquelles se trouvait l'utérus, on résolut d'attendre. On prescrivit un grand bain. Vers minuit les douleurs devinrent plus fortes et plus rapprochées.

Le lendemain, à cinq heures et demie, la dilatation était faite, et la partie fœtale s'engageait fortement, la main faisant saillie à travers l'orifice vulvaire; à six heures et quart du matin, l'accouchement s'était terminé par l'évolution spontanée du fœtus; le bras droit sortit avec la tête sans aucune difficulté.

L'enfant, du sexe féminin, était mort; il pesait 1100 grammes. Il était donc d'un très-petit volume et paraissait avoir environ 6 mois et demi.

Après la délivrance, qui ne présenta aucune difficulté, l'utérus se rétracta; il n'y eut pas d'hémorrhagie.

Le fœtus examiné ne présentait aucune lésion ni aucune difformité digne de remarque.

Nous ne donnons pas l'observation détaillée de la maladie qui a suivi l'accouchement, et à laquelle cette femme a succombé un mois plus tard. Nous dirons seulement qu'elle présenta tous les signes de la péritonite chronique : ventre douloureux, tendu non pas seulement par les tumeurs, mais aussi par des gaz développés dans les intestins; vomissements, fièvre continue, marasme, etc.

Autopsie le 16 février 1853.

Cavité péritonéale et épiploons. Amaigrissement considérable; volume énorme du ventre. On fait deux incisions latérales qui, partant de la clavicule, se terminent à l'éminence iléo-pectinée ; on détache la partie antérieure du thorax et la paroi abdominale, en laissant en place le péritoine, qui adhère fortement aux viscères abdominaux.

On détache avec les doigts le péritoine, dont l'adhérence aux organes intra-abdominaux s'est faite non-seulement par l'intermédiaire d'une substance albumino-fibrineuse molle, mais surtout par la continuité qu'établit entre le péritoine et les viscères un tissu résistant, dur, criant sous le couteau. Cette masse énorme remplit presque toute la partie antérieure de l'abdomen ; en arrière et au-dessous, se trouvent les intestins, qui sont agglutinés ensemble par un produit de sécrétion de nature inflammatoire ; le mésentère est infiltré de la même matière dure et résistante qui forme la tumeur épiploïque. Au point où se termine l'épiploon inférieurement, est un épanchement de sérosité purulente à laquelle le péritoine, adhérant circulairement aux parties voisines, et les tumeurs situées profondément, d'une autre part, ont formé comme un kyste.

Tumeur colloïde de l'excavation pelvienne. L'excavation pelvienne est presque entièrement remplie par une tumeur dont le diamètre antéro-postérieur est de 0,09. Cette tumeur a pris naissance dans le cul-de-sac recto-vaginal. Sa base est étroite, dure, résistante, formée d'un tissu analogue, par ses apparences, à celui qu'on retrouve dans les tumeurs précédentes ; de cette base, dont l'épaisseur est de 2 centimètres environ, s'élève une tumeur arrondie, globuleuse, du volume de la tête d'un fœtus à terme, et qui diffère complétement des tumeurs situées plus haut ; elle est molle, dépressible, élastique, d'une apparence gélatineuse, tremblotante (colloïde). Grâce aux caractères de cette tumeur, l'accouchement, qui aurait été rendu impossible par une tumeur solide d'un semblable volume, a pu s'effectuer spontanément.

Partout le péritoine est semé de petites tumeurs dures, blanches, résistantes. L'enveloppe séreuse du foie et la veine ombilicale sont infiltrées de cette matière. L'estomac et les intestins, serrés et englobés dans les tumeurs de l'épiploon et du mésentère, sont sains ; on trouve la même substance anormale dans l'épaisseur de l'épiploon gastro-colique et splénique.

Diaphragme. Le diaphragme a pris l'aspect du tissu dur des tumeurs épigastriques ; il a perdu son apparence propre ; son épaisseur est de 2 à 3 centimètres ; il est dur, ferme, etc.

Les plèvres sont remplies de petits noyaux de la même substance, ainsi que la base des poumons.

Quatrième côte droite. Cette côte est, à son articulation vertébrale, d'un volume plus considérable. Les aréoles du tissu spongieux sont remplies par une matière gélatineuse (colloïde) d'où résulte pour cette partie de l'os une très-grande friabilité.

Mamelles. Enfin on trouve dans les deux mamelles des noyaux arrondis d'une substance dure, blanche, analogue à celle des tumeurs addominales.

Utérus. L'utérus a repris son volume ordinaire; il est petit, retenu très-haut par l'adhérence de la séreuse au péritoine pariétal et à la tumeur épiploïque. Les ligaments ronds et larges sont infiltrés de la matière dure qui constitue les tumeurs épiploïques. Le col est très-allongé, sain ; le tissu utérin lui-même nous paraît sain.

Considérations. Cette observation nous a paru remarquable :

1° Au point de vue pathologique, par le développement d'une diathèse de nature peu connue, colloïde, à l'occasion d'une grossesse.

2° Au point de vue obstétrical, par la présence de ces tumeurs qui ont gêné le développement de l'utérus et ont pu provoquer l'accouchement prématuré, et par la présence dans l'excavation pelvienne d'une tumeur énorme qui n'a pas empêché l'accouchement spontané.

3° Au point de vue de l'anatomie pathologique, par la rareté du fait que nous avons l'honneur de signaler à la Société.

Quelle est la conclusion pratique des faits que je viens de rapporter ? L'observation de M. Lorain nous montre que la grossesse peut occasionner des manifestations diathésiques, et l'on conçoit que les viscères du bas-ventre en soient plus vite et plus gravement atteints. On pourrait donc, chez une femme qui a tous les signes d'une grossesse au début, assister à l'apparition et au développement rapide d'une tumeur qui pourrait faire croire au développement d'un œuf hors de l'utérus. C'est encore ici que seraient utiles la connaissance exacte du volume de la matrice et la recherche des modifications qu'elle aurait subies.

Nous verrons que toutes ces questions de diagnostic peuvent avoir une très-grande importance ; car on peut admettre que la grossesse extra-utérine une fois reconnue , il faut sans retard en arrêter le cours , même par des moyens quelque peu périlleux ; et on n'oserait agir sans une certitude complète.

Je pense qu'il ne serait pas impossible de diagnostiquer la grossesse extra-utérine d'un cas semblable à celui de M. Depaul. En effet, lorsqu'un corps fibreux a déjà acquis, au cinquième mois de la grossesse, les dimensions d'un kyste fœtal, c'est qu'il existait sans doute depuis un certain temps ; et alors, en interrogeant la malade avec soin, le médecin peut trouver dans les commémoratifs l'indice d'une affection utérine antérieure à la grossesse. Il est encore inutile d'énumérer ici les signes des corps fibreux de l'utérus ; je n'en veux parler qu'au point de vue qui m'occupe. Il me semble que dès leur début, ils occasionnent des pertes, des malaises, des douleurs, tous symptômes enfin qui inquiètent la malade et l'engagent à voir un médecin.

Nous saurions alors, de cette façon, si on avait pu reconnaître ou même soupçonner avant la grossesse l'existence d'un corps fibreux de l'utérus.

C'est ainsi que chez la malade de M. Roth, on avait pu constater depuis huit ans (1) qu'il y avait une tumeur de la matrice. Si des commémoratifs on se reporte aux signes actuels, il semble qu'on puisse encore y trouver des éléments de diagnoscic ; car le corps fibreux , qui est une tumeur solide, doit avoir une consistance différente de la collection liquide dans laquelle baigne le fœtus ; cette

---

(1) Roth, *Observation sur un cas de grossesse tubaire* (Thèses de Strasbourg, 1844, p. 7).

distinction serait appréciable surtout au toucher vaginal. Enfin il faut encore répéter que, si la grossesse est utérine, la matrice aura un développement proportionné à l'époque de la gestation ; tandis que, si cette tumeur qui lui est accolée est un kyste fœtal, l'utérus ne s'accroît que d'une façon insignifiante relativement. On ne peut donc supposer, le fait d'une grossesse de cinq mois étant certain, que le fœtus soit contenu dans la cavité utérine.

Il me semble qu'on pourra toujours distinguer la grossesse extra-utérine d'une affection dont mon excellent maître a fait une étude si remarquable : la rétention du flux menstruel. Ce savant médecin disait, dans son premier mémoire (1), que les grossesses extra-utérines, à leur début, seraient peut-être inévitablement confondues avec une rétention ; cette difficulté est de nouveau signalée dans un ouvrage publié tout récemment (2). Mais cette observation ne s'appliquait qu'au début de la grossesse extra-utérine ; et je ne veux étudier ce diagnostic qu'au quatrième ou cinquième mois, c'est-à-dire à une époque où on peut avoir des éléments de certitude suffisants pour se décider et agir en conséquence. Or il me semble que la rétention menstruelle et la grossesse extra-utérine parvenue à cette période ont une physionomie bien différente l'une de l'autre. Ainsi, l'excrétion du flux cataménial est-elle entravée, les accidents vont être alarmants dès la première suppression apparente des règles ; et s'ils se calment momentanément, ils vont se montrer encore plus intenses à la prochaine époque mestruelle ; tandis que dans la grossesse extra-utérine, la malade sent bien qu'elle est enceinte ; et les règles restent supprimées pendant un, deux et même trois mois, sans qu'aucun accident vienne troubler sa sécurité ni lui révéler les

---

(1) *Mémoire sur les accidents produits par la rétention du flux menstruel* (*Archives gén. de méd.*, t. XIX, p. 197, 4ᵉ série; 1849).

(2) Bernutz et Goupil, *Clinique médicale sur les maladies des femmes*, t. I, p. 288.

dangers qu'elle va courir. La distinction sera encore plus frappante
pour le médecin qui explore l'utérus et ses annexes ; car, dans un
cas, c'est au deuxième ou au troisième mois seulement qu'on commence à sentir une petite tumeur dont on peut apprécier l'accroissement uniforme. Au contraire, quand la sécrétion cataméniale ne
trouve pas d'issue, on va remarquer tout d'abord, soit à l'hypogastre,
soit par le toucher vaginal, de grosses tumeurs obscurément fluc-
tuantes ; ces dimensions ne sont plus comparables au petit volume
que pourrait avoir un embryon d'un ou deux mois.

M. Gallard dit qu'il ne fera pas le diagnostic différentiel entre
l'hématocèle et la grossesse extra-utérine ; car il n'y a pas, dit ce
médecin, un signe, si léger qu'il soit, sur lequel on puisse baser ce
diagnostic (1). Mais M. Gallard n'a certainement pas voulu parler
d'un cas comme celui qui nous occupe ici. Car il semble qu'il n'y ait
aucune confusion possible entre deux choses aussi distinctes : dans
la grossesse anomale, c'est un œuf qui se développe lentement et
régulièrement au voisinage de l'utérus ; tandis que l'épanchement
péritonéal qui constitue l'hématocèle est un accident rapide et in-
stantané. Si M. Gallard a voulu dire qu'on ne peut distinguer l'hématocèle de la rupture du kyste fœtal, cela va de soi, puisque le
résultat est le même dans les deux cas. Enfin il peut se faire, entre
les enveloppes fœtales et la poche accidentelle qui les contient, des
hémorrhagies, qu'il faut distinguer de l'hématocèle proprement dite.
Mais, si on considère que la femme présente les signes d'une grossesse ; si on rencontre dès le début une tumeur considérable et bien
limitée dans la cavité pelvienne, on devra soupçonner un épanchement sanguin contenu dans une poche fœtale extra-utérine. Car on
sait que l'hématocèle péritonéale ne forme une tumeur que lorsque
le sang a été circonscrit en un foyer par une péritonite dont on ne
peut méconnaître les symptômes.

---

(1) *Mémoire sur les hématocèles péri-utérines spontanées* (*Archives gén. de méd.*,
t. XVI, p. 701, 5e série ; 1860).

Nous avons vu que dans les premiers moments du séjour de notre malade à l'hôpital, on avait eu l'idée d'un déplacement ou d'une flexion de la matrice. Avant de chercher à faire le diagnostic entre une rétroversion de l'utérus gravide et la grossesse extra-utérine, je vais citer la curieuse observation de Capuron. Cet accoucheur en donna connaissance à l'Académie, à propos d'un fait semblable, communiqué par le Dr Gérard (de Gray). On peut voir que c'est là parfois un diagnostic bien difficile, et on se consolerait de s'être trompé en si savante compagnie.

OBSERVATION VI.

Grossesse extra-utérine prise pour une rétroversion de la matrice au troisième ou quatrième mois de la grossesse ; ponction de la tumeur ; tentatives de réduction. Deux jours après, sortie du fœtus par le rectum (1).

Je fus appelé, il y a près d'une quinzaine d'années, par le Dr Gresly, sur le quai Saint-Bernard, chez l'épouse d'un restaurateur, où je rencontrai le Dr Londe, actuellement l'un des honorables membres de cette compagnie.

On m'apprit que cette femme était enceinte de trois mois et demi à quatre mois, et qu'au commencement de sa grossesse elle avait fait un voyage assez long sur une charrette ou voiture assez mal suspendue, dont le rude cahotement l'avait beaucoup fatiguée. On ajouta qu'il en était résulté une courbature générale et une péritonite aiguë qui avait passé à l'état chronique, et causait encore des douleurs vagues et assez irritantes dans plusieurs points de l'abdomen. En la visitant, je trouvai le ventre, les lombes, les membres inférieurs gonflés, infiltrés. La cavité du petit bassin, au-dessous de la saillie sacro-vertébrale, était occupée par une tumeur volumi-

---

(1) *Bulletins de l'Académie de Médecine,* t. VI, p. 502 ; 1841.

11

neuse, arrondie, molle, où l'on distinguait le ballottement d'un corps que l'on ne pouvait prendre que pour un fœtus. Le col de l'utérus était relevé si haut derrière la symphyse des pubis, qu'il était presque inaccessible ; il avait la forme d'un petit entonnoir où, malgré la longueur de mon doigt, je ne pus en introduire que l'extrémité de la dernière phalange. A ces signes je crus reconnaître très-distinctement la rétroversion de l'utérus.

D'ailleurs, la suppression presque complète de l'urine et l'absence de l'excrétion alvine me confirmèrent dans cette opinion. Je fis quelques légères tentatives de réduction en donnant à la femme différentes positions indiquées par les auteurs ; mais elles furent infructueuses.

Alors, comme le cas était grave et urgent, nous appelâmes à notre aide les praticiens les plus renommés de la capitale. Bientôt arrivèrent Dupuytren, le prince des chirurgiens ; le Dr Lisfranc, son élève et son émule ; Antoine Dubois, le Nestor des accoucheurs ; Maygrier, ancien professeur d'accouchements. Les Drs Evrat, Moreau, Danyau, qui avaient été aussi convoqués, ne purent venir nous éclairer de leurs lumières. Tous les autres, après avoir visité la femme, furent du même avis que moi. Ils tentèrent en vain de réduire l'utérus, et finirent par proposer la ponction de cet organe, laquelle fut exécutée par Maygrier, au moyen d'un trois-quarts recourbé. Il ne sortit par la canule qu'une matière peu liquide, d'un jaune verdâtre, presque sans odeur. La réduction ne fut pas plus facile après qu'avant l'opération. Nos insuccès et l'état désespéré de la malade la firent abandonner à son malheureux sort ; mais nous persistâmes encore dans notre opinion et dans notre erreur pendant deux ou trois jours. Nos yeux ne se dessillèrent et notre aveuglement ne se dissipa que lorsque la malade, presque à l'agonie, me fit encore appeler, à cause d'un sentiment de pesanteur et de douleur qu'elle éprouvait au fondement. Nous reconnûmes alors que la tumeur intrapelvienne avait changé de place, et que le fœtus qu'elle renfermait s'était frayé une route insolite à travers le côlon jusqu'à la portion du rectum qui répondait au vagin. Cet avorton sortit ou fut extrait quelque temps après, et la mère ne tarda pas à succomber. A l'autopsie, qui fut faite par le Dr Lisfranc, en présence des Drs Londe, Gresily, Maygrier, Boisseau et moi, on trouva l'abdomen rempli de pus mêlé de flocons albumineux : c'était le résultat de la péritonite, compagne de la rétroversion utérine. A l'entrée du petit bassin et un peu au-dessus de la saillie sacro-vertébrale, était une tumeur d'un gris jaunâtre, transversalement oblique, ovale, cylindrique au milieu et obtuse à ses extrémités, de la grosseur des deux poings, et très-adhérente à la partie inférieure de la colonne rachidienne. En l'ouvrant par une incision cruciale, il fut facile d'en apercevoir la surface interne, chagrinée, raboteuse, et tapissée d'une matière semblable à celle qui était sortie par la canule du trois-quarts, dont on reconnut alors la marque ou la piqûre. Cette surface présentait aussi, à son extrémité gauche, une ouverture parfaitement ronde, d'un pouce et demi de diamètre, qui communiquait avec le côlon, et par laquelle le fœtus était sorti de ce kyste ou de cette matière accidentelle pour s'acheminer le long du rectum vers le fondement. L'utérus fut trouvé derrière, et au haut de la symphyse pubienne, sous la vessie ; le corps en était allongé, aplati et un peu mou, le col arrondi et terminé par un orifice ouvert ou dilaté en forme d'entonnoir, comme nous l'avons dit plus haut. Quant aux trompes et aux ovaires, il n'y en avait que des traces ou apparences incertaines. Ces recherches nécroscopiques ne firent que confirmer l'existence d'une grossesse extra-utérine et pelvienne, que tout un congrès de médecins, de chirurgiens et d'accoucheurs avait méconnue et prise pour une rétroversion de l'utérus.

Le Dr Parent (1), de Beaune, raconte l'histoire d'une malade qui

----

(1) *Mémoire sur la rétroversion utérine pendant la grossesse* (*Gazette médicale de Paris*, 24 mars 1832).

fut, dans trois grossesses successives, atteinte, vers le troisième mois, d'accidents dus à la rétroversion utérine. Il semble que les signes aient quelque chose de caractéristique : le col utérin, qui est très-élevé, regarde en haut et en avant ; et, dans les cas où il y a une inflexion utérine, le museau de tanche peut être plus ou moins dirigé en bas. En arrière on trouve une grosse tumeur qui remplit presque tout le petit bassin, c'est le fond de l'utérus. Le vagin est tiraillé en haut ; le méat urinaire, très-élevé, rend le cathétérisme vésical difficile. Enfin la miction et la défécation sont complétement impossibles. Quant aux vives douleurs de l'hypogastre et de la région lombaire, je les laisse de côté, parce qu'elles n'ont ici rien de spécial. On peut voir que tous ces signes se rencontrent dans l'observation qu'on vient de lire ; mais le Dr Parent fait une remarque qui semble avoir échappé aux consultants qui examinèrent la malade de Capuron. Et cela seul suffirait pour fixer le diagnostic, au moins à partir du troisième mois. «Il est impossible, dit ce médecin, de trouver l'utérus en palpant l'abdomen ; » et il en doit être toujours ainsi dans la rétroversion de l'utérus gravide. Tandis que si on avait affaire à une tumeur fœtale refoulant l'utérus en haut et en avant, comme cela existait chez la malade de Capuron, on devrait forcément sentir l'utérus à travers la paroi abdominale. L'erreur n'est plus possible quand on a limité son volume et sa position en combinant les sensations que donnent simultanément un doigt placé sur le vagin et une main appliquée sur l'hypogastre.

La grossesse extra-utérine parvenue au quatrième ou cinquième mois peut-elle être confondue avec un kyste de l'ovaire ? Non sans doute, puisque les auteurs qui se sont occupés de ces sortes de grossesses ont négligé cette question de diagnostic. Elle n'est pas posée davantage dans l'histoire des kystes de l'ovaire. Ainsi, ce que dit M. Cazeaux à cet égard s'applique surtout à une grossesse extra-utérine déjà ancienne (1). On voit aussi que M. Nélaton a eu seule-

---

(1) *Des Kystes de l'ovaire* (thèse d'agrégation, 1844, p. 132).

ment en vue le diagnostic de l'hydropisie enkystée avec une grossesse extra-utérine dont le terme serait écoulé depuis plus ou moins longtemps (1). Nous pouvons d'ailleurs exprimer en deux mots ces caractères différentiels tellement saillants que les auteurs ont cru inutile d'en parler. En effet quels sont les deux caractères essentiels de toute grossesse extra-utérine? C'est d'abord un ensemble de phénomènes qui nous font reconnaître que la malade est enceinte ; ensuite c'est le développement rapide, dans cette condition spéciale, d'une tumeur qui n'est pas constituée par un utérus gravide. On voit maintenant que l'erreur doit être facile à éviter. Et s'il y avait une restriction à faire, ce serait seulement pour ces cas exceptionnels qui, dit-on, confirment une règle. Ainsi M. Nélaton dit que les signes ordinaires de la grossesse peuvent se montrer avec des caractères plus ou moins tranchés dans l'hydropisie enkystée de l'ovaire. Il est possible en effet que certaines malades aient présenté des douleurs et de la tuméfaction des seins; cela se conçoit d'autant mieux que l'ovulation continue à se faire avec l'ovaire resté intact ; les malades peuvent même devenir enceintes, et elles font souvent des fausses couches. Aussi faudrait-il, pour éclairer cette question, la poser de la façon suivante : A-t-on jamais vu un kyste de l'ovaire déterminer cet ensemble de signes qui donnent une physionomie spéciale à la femme enceinte? Et lorsque de tels symptômes ont coïncidé avec un kyste ovarique, a-t-on démontré qu'ils étaient sous la dépendance de cette affection? Le professeur P. Dubois n'a jamais observé une seule fois la suppression des règles occasionnée par une hydropisie enkystée de l'ovaire (1).

Je donnais tout à l'heure le souffle placentaire comme un élément du diagnostic de la grossesse extra-utérine ; il faudrait ajouter

---

(1) *Éléments de pathologie chirurgicale*, t. V, p. 694.
(2) *Gazette des hôpitaux*, p. 310 ; 3 juillet 1855.

que, pris isolément, ce signe est tout à fait insuffisant. M. Paul Dubois en cite un exemple rapporté par Bricheteau. C'est l'observation d'une femme qui avait à l'hypogastre une tumeur que l'on prit pour une grossesse extra-utérine, à cause du bruit de souffle qu'on y entendait ; la gastrotomie fut pratiquée, et on tomba sur une tumeur abdominale. On s'aperçut, pendant l'opération, de l'erreur qui avait été commise, et l'autopsie ne tarda pas à fournir l'occasion d'une plus ample vérification (1).

§ II. — *Remarques sur la thérapeutique de la grossesse extra-utérine au quatrième ou cinquième mois.*

On peut, sans exagérer, dire que toute femme atteinte de grossesse extra-utérine est, par le fait, vouée à une mort plus ou moins prochaine. Il y a dans la science peut-être une dizaine de cas en tout où de telles grossesses n'ont pas empêché les femmes de vivre de longues années ; mais aucun médecin ne se résoudrait volontairement à laisser courir cette chance à ses malades. Peut-on davantage s'abstenir, parce que le danger n'est pas, après tout, fatalement aussi prochain que cela s'observe cependant d'ordinaire ? mais comment rester inactif en songeant qu'à tout moment cette menace de mort peut se réaliser ? et il importe même de se décider à agir sans retard ; plus on attendra, plus on doit perdre l'espoir d'un résultat heureux. Il faut, pour cela, que le diagnostic soit bien certain, et l'on sait que le médecin n'a pas souvent la bonne fortune de rencontrer une certitude ; c'est même là ce qui empêcha de rien tenter chez notre malade. M. Bernutz, qui avait reconnu une grossesse extra-utérine, voulait agir en conséquence ; mais il ne crut pas devoir le faire sans soumettre son diagnostic au jugement

---

(1) *Gazette des hôpitaux*, 3 juillet 1845.

de quelques collègues, et comme les consultants restaient dans le doute ou émettaient une autre opinion, il fallut s'abstenir. Admettons qu'une grossesse extra-utérine soit reconnue d'assez bonne heure, la conduite du médecin est tracée d'avance. Lorsqu'une grossesse quelconque menace actuellement ou dans l'avenir les jours de la femme, il est strictement indiqué d'en interrompre le cours; c'est un moyen facile à mettre en pratique dans la grossesse utérine. Mais, quand le fœtus n'est pas dans la matrice, on n'a aucune voie naturelle pour en débarrasser la mère. Je ne pense pas qu'aucun chirurgien songe, dans le cas actuel, à une opération sanglante et presque infailliblement mortelle; d'ailleurs la chose importante est de faire périr le fœtus, et nous verrons qu'on peut espérer d'y arriver sans compromettre la vie de la mère. Je n'ai pas à m'occuper de ce que deviendra la poche fœtale après la mort de l'enfant; en général, elle subit une série de transformations calcaires ou graisseuses, et demeure en place sans causer aucun accident pendant toute la vie de la femme. S'il en est autrement, il va se faire un travail d'élimination que le chirurgien peut diriger et favoriser. Ces deux éventualités si inoffensives, pour ainsi dire, ne peuvent être comparées au danger que la femme va courir si on laisse le fœtus continuer son développement.

Je ne me suis pas demandé si le médecin est en droit de sacrifier sans regret un embryon dont la vie fait courir de si grands dangers à la mère; il faudrait, pour cela, examiner des objections qui échappent à une discussion médicale. C'est d'ailleurs la question du baptême qui a causé les plus vives inquiétudes dans les discussions académiques sur l'avortement provoqué (1), et récemment encore sur l'opération césarienne *post mortem*. C'est pour moi une question jugée depuis la communication faite à ce sujet par un des honorables membres de l'Académie. M. Huzard espérait, avec

____

(1) *Archives gén. de méd.*, t. XXVIII, p. 352 et 480, 4e série; 1852.

raison, mettre un terme aux préoccupations de la savante compagnie en lui rapportant le fait suivant (1) : « Une femme d'un petit village près de Saint-Germain-en-Laye fut tuée à une époque très-rapprochée du terme de sa grossesse. L'enfant était vivant, on le voyait remuer à travers les parois abdominales. On envoya chercher le médecin et le curé : celui-ci, arrivé le premier, pensa que les formalités prescrites pour le baptême n'étaient en définitive que des formalités, et que le bon Dieu saurait bien ne s'y pas arrêter. Il baptisa donc l'enfant en versant l'eau lustrale sur le ventre de la mère ; il eut l'assentiment de l'évêque de Versailles. »

En résumé, presque tous les auteurs sont d'accord pour conseiller la destruction du fœtus dans le cas qui nous occupe, mais aucun d'eux ne nous donne de renseignements précis sur les moyens à employer dans ce but. Je n'ai pu rencontrer que deux observations dans lesquelles des tentatives de ce genre avaient été faites ; il faut les donner ici, pour mieux faire apprécier leur insuffisance.

La première date déjà de loin ; son auteur l'avait conservée pendant seize ans en portefeuille ; il avait attendu tout ce temps qu'un nouveau cas lui permît encore d'essayer un moyen qui lui avait si bien réussi une première fois. En désespoir de cause, il publia ce fait intéressant, qu'il ne croyait pas devoir dérober plus longtemps à la connaissance des médecins.

OBSERVATION VII.

De l'avortement artificiel employé pour sauver la mère dans un cas de grossesse tubaire ; diagnostic de cette grossesse irrégulière, au moyen de l'auscultation, par le Dr Ritgen (2).

Au mois de mai 1824, la femme de Jérémie Kuntz, forgeron à

---

(1) *Archives gén. de méd.*, t. XVII, p. 770, 5ᵉ série ; 1861.
(2) *Neue Zeitschrift für Geburtskunde*, 1840, Bd. IX, 206.

Giessen, tomba malade et éprouva des douleurs dans le bas-ventre. Il y eut en même temps des vomissements qui durèrent deux jours et cessèrent spontanément; mais la douleur qui occupait le côté droit de l'hypogastre, et particulièrement la région de l'ovaire droit, persistait et devenait plus intense. La palpation du point douloureux fit découvrir, au bout de quelque temps, une petite tumeur solide; elle était d'abord du volume d'un citron, puis aussi grosse que le poing, et, en cinq ou six semaines, elle avait atteint les dimensions d'une tête d'enfant. Pendant les premières semaines, la malade dormait encore un peu la nuit; mais les douleurs lui laissaient de jour en jour moins de repos, et l'insomnie finit par être complète. La douleur se propageait en haut jusque dans le dos, et s'irradiait en bas vers la cuisse; il y avait de la constipation, de la fièvre, une soif vive; il survint ensuite de la jaunisse et un peu d'œdème superficiel.

Cette malade souffrait depuis quarante-deux jours quand elle me fit appeler. Elle était âgée de 32 ans et avait eu trois couches heureuses; elle était bien constituée, assez grande et fortement musclée. Le médecin qui l'avait soignée précédemment avait fait pratiquer des frictions sur la tumeur avec de l'onguent gris, et avait prescrit des rafraîchissants contre la jaunisse et l'œdème. Je m'informai aussitôt si la malade était enceinte; elle se croyait grosse de onze semaines environ, à cause de l'absence des règles, et aussi d'après d'autres indices qui lui étaient bien connus. Je palpai l'abdomen : la tumeur était si grosse que je ne pouvais l'embrasser avec la main qu'en tenant les doigts écartés. Une pression légère augmentait la douleur; celle-ci diminuait au contraire quand on appuyait plus fort, et, en augmentant encore un peu la pression, on faisait presque entièrement cesser le mal. Dès qu'on éloignait la main. la souffrance revenait plus intense qu'auparavant et s'irradiait dans tout le côté droit. La moitié droite du visage était plus enflée que l'autre côté; la pupille droite était rétrécie, et l'œil droit semblait plus petit que

12

l'autre. De sorte que, outre l'air de souffrance répandu sur tout le visage, les traits de sa moitié droite étaient tout défigurés. La malade éprouvait encore un malaise incessant, et de temps à autre une douleur aiguë dans l'omoplate, l'épaule, la clavicule et le bras droits; il en était de même dans le côté correspondant des reins, du bassin, dans la cuisse et le mollet droits. Mais tout cela attirait peu l'attention de la malade et ne pouvait être comparé avec les souffrances extrêmes qu'elle sentait dans sa tumeur. La jaunisse, qui était très-marquée, me porta à faire un examen attentif du foie : il ne paraissait modifié ni dans son étendue ni dans sa consistance, et une pression même assez forte n'y causait aucune douleur. La malade attribuait son œdème à un refroidissement qu'elle avait pris en allant de côté et d'autre pendant ses nuits sans sommeil. Le pouls était très-fébrile, la peau assez chaude et sèche, la soif prononcée, la langue chargée d'un enduit blanc jaunâtre, l'appétit nul.

Au toucher, je trouvai le col utérin refoulé à gauche et le museau de tanche un peu dilaté; à travers le cul-de-sac vaginal droit, je sentais, tout en haut et sur le côté de l'utérus, une tumeur à laquelle se transmettaient les mouvements imprimés à la tumeur abdominale. Le toucher rectal me fit aussi découvrir cette même tuméfaction à droite de l'utérus, augmenté de volume. Je m'informai si la malade n'avait eu aucun écoulement de sang noir ou d'une matière quelconque, et j'appris que depuis trois mois elle n'avait rien perdu par le vagin. Cette femme prenait des purgatifs salins et des lavements, et n'allait cependant à la selle que tous les trois ou quatre jours. Quand je la vis pour la première fois, elle n'était pas allée à la garde-robe depuis douze jours, et le côlon était rempli de matières fécales. L'urine avait la couleur qu'on lui remarque ordinairement dans la jaunisse.

Il y avait donc une grande probabilité que c'était là une grossesse extra-utérine, et, pour préciser davantage, une grossesse tubaire; mais ce n'était pas une certitude. J'étais dans un grand embarras, car cette tumeur me semblait si douloureuse et si tendue, que je

m'attendais à tout moment à la voir se rompre. En songeant au bruit
de souffle que la dilatation des vaisseaux utérins occasionne dans la
grossesse normale, je pensai que la vascularisation de la trompe
devait déterminer le même phénomène. J'y appliquai donc mon
oreille gauche, particulièrement exercée à l'auscultation, et j'en-
tendis un bruit de souffle isochrone au pouls de la mère, tout comme
dans la grossesse utérine. Je fus dès lors convaincu de la réalité
d'une grossesse tubaire. Comme je craignais à tout moment une
rupture, je fis appliquer un cataplasme émollient chaud sur la tumeur, et établir un séton dans le voisinage de celle-ci, le tout pour
diminuer l'éréthisme des parois de la trompe ; la malade prit ensuite
du sel de Glauber dans une potion huileuse, et plus tard des pilules
faites avec de l'extrait aqueux d'aloès et du seigle ergoté. Je permis
de boire en abondance du lait d'amandes et de l'eau de Seltz, et je
prescrivis le repos absolu au lit. J'eus la satisfaction de voir les
douleurs diminuer dès les premières vingt-quatre heures, et, le
troisième jour, le sommeil était revenu. Les pilules de seigle ergoté
et d'aloès avaient d'abord causé des vomissements ; mais il survint
comme des douleurs d'accouchement dans la tumeur et dans l'utérus. Quelques heures après l'application de ces remèdes, il s'écou-
lait un peu de sang noirâtre par le vagin, et, au bout de douze
heures, la malade allait à la selle. L'hémorrhagie augmenta graduellement, et il sortait maintenant des caillots que je fis conserver.
Ces caillots ont été lavés avec soin, et, à partir du troisième jour,
j'y trouvais des fragments d'une membrane tomenteuse comme le
chorion ; mais il n'y avait aucune trace de l'embryon lui-même. Le
quatrième jour, la tumeur avait déjà un peu diminué ; cependant on
pouvait encore la sentir au bout d'un an et demi, et la métrorrhagie dura neuf mois. Quant au bruit de souffle, il était devenu plus
faible au bout de quelques jours, et, trois semaines après, on ne
l'entendait plus. La jaunisse et l'œdème avaient disparu au bout
d'un mois. La malade n'avait pris de seigle ergoté et d'aloès que
pendant trois jours, et du sel de Glauber pendant une semaine. Le

séton fut entretenu pendant quelques mois. En moins d'une année,
la femme Kuntz avait recouvré la santé ; elle est encore aujourd'hui
bien portante et n'est pas devenue enceinte de nouveau.

On vient de lire une traduction littérale de l'observation de Ritgen ; je n'entreprendrai pas la tâche difficile d'en déterminer le
sens précis, il nous suffira de savoir que le fait d'une grossessse
tubaire n'était rien moins que certain. L'auteur déclare néanmoins,
en terminant, que son procédé de diagnostic est excellent, et qu'en
pareil cas il émettrait de nouveau la même opinion ; il avoue même
que son traitement pourrait avoir l'inconvénient de faire passer le
fruit de la conception dans le ventre, et pourtant il ne voit rien de
mieux à proposer en pareil cas.

Le Dr Bachetti a publié aussi une observation de grossesse tubaire
traitée par un procédé différent ; malheureusement cet auteur ne
justifie en rien son diagnostic. Ce fait est pourtant utile à un certain point de vue : on y peut voir que l'électro-puncture a été pratiquée sans accident sur une tumeur de l'abdomen, quelle qu'en soit
d'ailleurs la nature.

OBSERVATION VIII (1).

Une femme avait cessé d'être réglée depuis trois mois, et elle
avait eu, à plusieurs reprises, des accès de douleur dans l'hypogastre
et la fosse iliaque gauche, avec le pouls petit et serré ; lipothymies,
sueurs froides, etc. Dans les derniers temps, une tumeur, du volume
d'une grosse orange, devint perceptible dans la région indiquée.

On diagnostiqua, en consultation, une grossesse extra-utérine
tubaire, et le but principal étant d'empêcher le développement de

____

(1) *Gazetta medica italiana toscana*, p. 137, mai 1853 ; in *Gazette hebdomadaire*, novembre 1853.

l'œuf, développement auquel étaient dus ces graves symptômes, on ne crut pas pouvoir y mieux parvenir qu'en agissant sur le fœtus lui-même au moyen de l'électro-puncture pour détruire sa vitalité. En conséquence, le 2 février 1853, on introduisit dans la tumeur deux aiguilles à acupuncture en acier, longues de 8 centimètres, et après les avoir enfoncées de manière que leurs extrémités restassent écartées, on les mit en communication avec les deux pôles d'une pile de Bunsen. L'appareil fut mis en action, et la malade reçut deux secousses, dont la seconde fut assez violente pour lui faire jeter un cri et éprouver une forte douleur.

Le résultat de l'opération fut aussi satisfaisant que rapide; dès le lendemain, la tumeur avait sensiblement diminué. Le 6 mars, elle était réduite au volume d'un œuf de pigeon. Au bout d'un mois, la menstruation se rétablit, et depuis lors elle a toujours, ainsi que la santé, été parfaitement régulière.

Enfin M. A. Moreau cite un cas du D' Schlesier. C'était une grossesse ovarique; pour empêcher un plus grand développement de l'ovaire, on fit faire des frictions mercurielles sur la paroi abdominale ; et, pour cela, on n'usa pas moins de 160 grammes d'onguent gris. C'est là tout ce que j'en peux dire, n'ayant pas pu me procurer le *Casper's Wochenschrift* de 1845, où M. A. Moreau avait trouvé l'observation.

Il n'y a donc pas un fait certain qui puisse nous servir au moins de précédent. La science n'est pas plus riche en travaux entrepris sur ce sujet. Le seul auteur qui s'en soit occupé, à ma connaissance, est le D' Malin de Cottbus. Il se contente d'énumérer plusieurs moyens qui pourraient être tentés dans le but de tuer le fœtus, et il propose les purgatifs salins, les petites saignées, la compression, les réfrigérants, etc. Il dit encore qu'on pourrait essayer de l'électricité en conduisant un courant galvano-électrique dans l'hypogastre, ou en introduisant deux aiguilles à acupuncture dans la trompe de Fallope. On pourrait ainsi, dit l'auteur, irriter les nerfs du réceptacle maternel, abaisser directement la force d'assimilation de l'embryon, et s'opposer à son accroissement ultérieur (1). J'aurai l'occasion de discuter plus loin l'opportunité de quelques-uns des moyens proposés par le Dr Malin.

Mais, avant d'adopter définitivement le procédé auquel nous nous arrêterons, il faut établir qu'il n'y en a pas de meilleur, et que c'est même le seul praticable et efficace. C'est du moins ce que j'ai pensé après avoir cherché à utiliser dans ce but la matière médicale. Ainsi on ne peut se faire une idée exacte de l'action des mercuriaux employés contre la vérole des femmes enceintes ; en pareil cas, la mort du fœtus doit être plutôt attribuée à la syphilis qu'aux médicaments administrés à la mère. Les intéressantes recherches de mon collègue et ami le Dr Paul ont démontré la fréquence des avortements chez les femmes qui manient les préparations de plomb (2). Ce serait une notion précieuse pour nous, si un médicament pris à l'intérieur pouvait déterminer rapidement ces cachexies que produit un contact intime et prolongé avec l'agent toxique. M. Delfraysse a employé les préparations iodurées dans les derniers temps de la grossesse ; il se proposait d'arrêter le développement du fœtus dans les cas où l'étroitesse du basin rendrait dangereuse ou impossible l'expulsion d'un enfant de taille ordinaire. Dans une note adressée à l'Institut (3) M. Delfraysse raconte qu'il a fait des expériences sur des femelles de mammifères ; il leur administrait des préparations iodurées pendant le dernier quart de la gestation : les petits étaient beaucoup moins volumineux que ceux des portées précédentes. Satisfait du résultat obtenu chez les animaux, ce médecin a essayé son remède sur deux femmes dont le bassin était rétréci. Il leur donna, dans les deux

---

(1) *Rust Magazine*, t. L, p. 541, 3e cahier ; 1837.

(2) *Considérations sur certaines maladies saturnines* (Thèses de Paris, 1861).

(3) *Comptes rendus des séances de l'Académie des sciences*, t. XXX, p. 634 ; 1850.

derniers mois de la grossesse, 6 à 8 gouttes par jour de la solution
suivante :

> Iode pur...................... 1 gramme.
> Iodure de potassium........ 2 —
> Eau distillée.............. 30 —

La première des deux malades, soumise à ce traitement vers la
fin de deux grossesses successives, mit au monde deux enfants d'un
poids bien inférieur à ceux qu'elle avait eus auparavant. C'était
même une différence en moins de 728 grammes pour le premier,
de 734 grammes pour le second. Une autre femme accoucha d'un
enfant qui pesait 1250 grammes de moins que les précédents (1).

Ce sont des résultats merveilleux, et on serait tenté d'employer
la méthode de M. Delfraysse dans le cas de grossesse extra-utérine.
On aurait ainsi un moyen bien inoffensif pour la mère et d'une effi-
cacité remarquable sans doute. En effet, on administre le remède
dans les deux derniers mois de la grossesse, et l'enfant vient au
monde aussi peu développé qu'au septième mois. Et si la croissance
d'un fœtus de cet âge se trouve enrayée tout net par ce puissant
médicament, quelle ne sera pas l'action exercée sur un embryon de
quatre à cinq mois? Il semble naturel d'espérer qu'on pourrait le
faire périr ainsi sans aucun danger pour la mère. Cependant je
voudrais voir ces expériences répétées par d'autres observateurs;
car M. Delfraysse présentait le même jour à l'Institut (séance du
20 mai 1850) une note sur un nouveau mode d'emploi de l'opium.
Les Orientaux le recherchent pour ses propriétés exhilarantes; dans
le même but, l'auteur absorbe de la morphine depuis un grand
nombre d'années. Il en a aussi fait prendre à d'autres personnes
sujettes à des accès de violence qu'elles ne pouvaient réprimer; il

---

(1) *Bulletin de thérapeutique*, t. XXXVIII, p. 474; 1850.

annonce en avoir obtenu les plus heureux résultats. J'ai rapporté cette seconde communication de M. Delfraysse comme élément d'appréciation de la première. Et pour dire franchement toute ma pensée, je me suis un peu défié d'un homme exposé à faire ses expériences sous l'influence des propriétés exhilarantes, peut-être même *dormitives*, de sa morphine.

Mais j'ai hâte d'abandonner l'étude des hypothèses stériles et des faits mal observés. Nous avons vu que la question se résume à trouver le moyen de faire périr l'enfant, sans compromettre la santé de la mère. Nous allons nous appuyer, dans cette recherche, sur les notions fournies par la physiologie et la marche des grossesses extra-utérines. On sait déjà qu'un danger immédiat menace la mère : c'est la rupture du kyste fœtal. Et j'ai cherché, en étudiant le mécanisme de ces ruptures, à montrer qu'elles dépendent d'une hémorrhagie intra-kystique (p. 33). Voilà le fait initial de cet accident mortel. C'est pourquoi je commencerais par faire pratiquer plusieurs larges saignées coup sur coup, et cela dans l'espace de douze heures. En un mot, je voudrais qu'on tirât autant de sang que le comporte l'état de la malade ; je m'inquiéterais peu de la rendre anémique, elle court de bien autres dangers. Ces émissions sanguines auraient d'abord l'avantage de prévenir l'hémorrhagie qui menace toujours ; mais leur but principal serait de soustraire rapidement une notable portion du sang qui sert à la nutrition du fœtus. Les petites saignées souvent répétées, comme le conseille le Dr Malin, ne donneraient pas le même résultat : elles amèneraient seulement, à la longue, un dépérissement graduel de la mère, et par suite du fœtus, tandis qu'une grande perte de sang va changer subitement les conditions de la nutrition de ce dernier ; bientôt, si on a eu soin d'administrer à la mère quelques stimulants diffusibles pour relever ses forces, un devoir impérieux de réparation va s'éveiller en elle, et le sang maternel rencontrant, au placenta, le sang du fœtus relativement plus riche en matériaux solides, va aussi puiser à cette source. De toute façon, le fœtus va donc recevoir une action déprimante des plus marquées.

Ce que j'ai dit des saignées petites et réitérées peut s'appliquer aux purgatifs salins. On en a conseillé l'emploi d'une façon continue, dans le but d'appauvrir peu à peu le sang de la mère : c'est encore un moyen trop faible et trop lent. Nous venons de voir quel avantage il y aurait à tirer en quelques heures une grande quantité de sang. Il faut maintenant empêcher le fœtus de réagir contre ce véritable traumatisme dont il vient d'éprouver le contre-coup. Dans ce but, on placerait sur l'hypogastre, au niveau du kyste fœtal, une vessie pleine de glace pilée et fréquemment renouvelée, et si la tumeur faisait une forte saillie dans le vagin, on maintiendrait aussi au fond de ce conduit un petit sac de baudruche rempli de glace. Je préférerais ces moyens aux bains de siége froids ou aux lavements froids; car les réfrigérants que j'ai indiqués permettent à la malade de garder le repos absolu au lit, ce qui est encore une condition de succès.

Le Dr Malin recommandait aussi la compression dans le but de mettre, autant que possible, obstacle à l'hématose. Il conseille de maintenir pendant la nuit, à l'aide d'un bandage, de petits sacs de sable sur l'hypogastre. Mais, si ces moyens exercent réellement une compression efficace, il faut craindre qu'ils n'occasionnent aussi soit des décollements placentaires, soit la rupture du kyste.

Faut-il s'en tenir aux émissions sanguines et aux réfrigérants? Si, avant de mettre ces moyens en œuvre, on avait senti des battements dans la tumeur, et perçu le bruit de souffle placentaire, on recherchera de nouveau si ces phénomènes ont persisté; leur cessation pourrait faire croire que le but est atteint; mais ils peuvent, sans avoir tout à fait cessé, être diminués au point de se dérober à nos recherches. En un mot, nous n'avons aucun moyen de constater immédiatement la mort du fœtus; et, quitte à faire une chose inutile, il faut essayer un dernier moyen, l'électricité. On s'y déci-

13

dera d'autant plus facilement que son emploi ne fait courir aucun danger à la mère ; mais encore faut-il dire de quelle manière nous appliquerons l'électricité : les auteurs ne donnent aucun renseignement précis à cet égard ; c'est pourquoi je me suis adressé à un médecin qui a fait de si intéressantes applications de l'électricité aux sciences médicales. Je dois remercier ici M. le Dr Duchenne (de Boulogne) de ses utiles conseils et de l'obligeance avec laquelle il me les a donnés.

La première question à résoudre est de savoir si on emploiera l'électricité statique ou dynamique. Éliminons d'abord les appareils d'induction à courants interrompus ; ils n'auraient d'action que si les rhéophores étaient munis d'aiguilles à acupuncture ; celles-ci devraient même être enfoncées dans le corps du fœtus. L'électropuncture se pratique avec un courant continu, comme dans le cas rapporté par le Dr Bachetti ; mais ce procédé, outre qu'il est peu efficace, n'est pas sans offrir quelques dangers. Il ne faut pas d'ailleurs comparer aux tumeurs solides cette collection de liquide où plonge le fœtus, et à laquelle nous avons affaire ici. Quand on enfonce des aiguilles à acupuncture dans une substance compacte, on comprend que toute la portion intermédiaire aux aiguilles soit soumise à l'action du courant. Mais ici, où s'arrêtera la pointe des rhéophores ? Si c'est dans les eaux de l'amnios, l'action sur le fœtus sera presque nulle. Et si on a, sans le savoir, traversé la poche, on risque d'attirer jusque dans le péritoine une puissante excitation ; enfin, c'est surtout ici qu'il faudrait redouter les dangers signalés par M. Duchenne (de Boulogne) (1) : « Il est encore d'autres inconvénients qui s'attachent à l'électropuncture : c'est la désorganisation des tissus qui sont en contact avec les aiguilles, leur inflammation, les petits abcès dont ils sont le siége ; ces accidents ont été signalés par tous les observateurs qui ont pratiqué l'électropuncture. » Mais ce

---

(1) *De l'Électrisation localisée*, p. 89.

n'est pas tout : M. Pétrequin avait proposé d'isoler le corps de l'aiguille en l'enveloppant d'une couche de caoutchouc. M. Duchenne a reconnu que sous l'influence de la chaleur et de l'humidité des tissus, cette substance se ramollit et se laisse traverser par le courant. Il en résulterait, si on suivait la méthode du Dr Bachetti, des contractions énergiques de la paroi abdominale. Et celles-ci sont de nature à favoriser un décollement placentaire, une hémorrhagie, tous les accidents, en un mot, qu'on s'efforce de prévenir. Ces diverses considérations me paraissent devoir faire rejeter l'emploi des courants électriques ; et nous allons voir qu'il y a d'autres raisons encore pour préférer l'électricité de tension.

M. Duchenne (de Boulogne) a constaté que la décharge de la bouteille de Leyde détermine une stupeur locale profonde ; pendant un assez long temps la circulation capillaire et la calorification sont diminuées dans les tissus sur lesquels on a opéré. L'excitation qui résulte de ces décharges électriques est un effet secondaire et réactionnel ; la preuve en est dans la rougeur érythémateuse et l'augmentation de température qui s'observent dans le point jadis décoloré. Enfin cette réaction se fait avec plus ou moins de facilité. Ces diverses remarques sont on ne peut mieux appropriées au but que nous nous proposons ; car la décharge électrique, si elle n'est pas assez forte pour foudroyer le fœtus, va du moins le déprimer considérablement. Mais déjà nous avons beaucoup abaissé le niveau de sa vitalité ; de sorte que si sa mort n'est pas instantanée, il ne lui reste plus assez de force pour réagir, et toute réaction serait sûrement prévenue par de nouvelles doses d'électricité. C'est une raison pour laquelle il vaudrait mieux faire dans une même journée plusieurs séances, en donnant chaque fois une décharge peu intense. On trouverait même un double avantage à cette manière de procéder : d'abord, en ce qui concerne le fœtus, le résultat de l'opération serait plus certain ; ensuite on mettrait plus sûrement la mère à l'abri de tout inconvénient. Il me reste maintenant à décrire en peu de mots le mode d'application de l'électricité ; c'est une question sur laquelle j'ai encore consulté avec fruit M. Duchenne (de Boulogne). On pourrait employer indifféremment une bouteille de Leyde de moyen volume, ou de petites batteries électriques pourvues d'un électromètre qui en mesure la charge. Il serait d'ailleurs toujours facile d'essayer sur de petits animaux pour graduer convenablement la dose d'électricité qu'on veut accumuler dans l'appareil.

La tige des excitateurs serait revêtue d'une épaisse couche de cire; la boule terminale seulement resterait à découvert. On introduirait alors un des excitateurs dans le rectum, et cela demande quelques précautions. Ainsi il faut préalablement faire évacuer l'intestin; ensuite, on tâche que la boule de l'excitateur atteigne le côté postéro-supérieur de la tumeur fœtale. Enfin on cherche à appliquer l'appareil contre cette tumeur aussi exactement que possible; on évitera ainsi de le mettre en contact avec les plexus lombo-sacrés de la mère; autrement ce serait elle qui recevrait la secousse. Le second excitateur est introduit dans le vagin et sa boule est appliquée contre la partie antéro-inférieure du kyste. Tout étant ainsi disposé, l'excitateur rectal est mis en communication avec l'armature externe, par exemple, au moyen d'une chaîne convenablement isolée. Il ne reste plus au chirurgien qu'à prendre un excitateur à manches de verre pour mettre l'armature interne de l'appareil en contact avec la tige vaginale. L'électricité va se recomposer à travers le kyste fœtal, et, grâce à la disposition donnée aux deux boules, le fœtus me paraît devoir être inévitablement atteint; car on sait que cette recomposition se fait dans la direction d'une ligne qui réunirait ces deux petites masses métalliques.

III.

Observation de grossesse sous-péritonéo-pelvienne.

C'est la malade dont on va maintenant lire l'histoire qui a ouvert cette étonnante série de trois cas de grossesse extra-utérine observés en moins de six mois dans une même salle d'hôpital; je la place cependant à la fin de ce travail pour suivre un ordre logique que m'indiquait la nature même de ces observations. En effet, nous avons d'abord étudié ainsi la grossesse extra-utérine tout à fait à son début, alors que rien ne pouvait nous en révéler l'existence. Puis un second fait nous a donné l'occasion de rechercher les signes de cette affection à une époque où il est possible d'en établir le diagnostic; cette fois, au moins, nous avions une question de thérapeutique à débattre. Nous allons maintenant avoir en vue un cas dans lequel la grossesse a accompli toutes ses périodes et même dépassé le terme normal. Il m'a semblé que ce qu'il y avait de plus intéressant et de plus pratique à en dire avait rapport au traitement; j'en ai fait l'objet de quelques remarques. Nous avons déjà rencontré, dans notre observation de grossesse tubaire, des modifications anatomiques de l'utérus ; et nous avons cherché si ce pénomène remarquable n'était pas susceptible de recevoir une interprétation autre que celle qu'en donnent les auteurs. Dans la grossesse extra-utérine parvenue à terme, nous assistons à une série d'efforts, véritable travail dont il faut chercher à se rendre compte ; cette étude me semblait d'autant plus attrayante qu'elle touche à des questions de physiologie pleines d'intérêt ; je m'y arrêterai un instant avant d'aborder le chapitre du traitement.

Si j'ai laissé de côté les signes et le diagnostic, c'est qu'il me semblait bien difficile d'en faire une description assez complète. Une banale énumération des caractères, pouvant tout au plus servir à distinguer les cas les plus simples, n'aurait pas offert un grand intérêt ; tandis qu'il y en a de si embarrassants qu'ils ont parfois donné le change à des chirurgiens éminents ; c'était sans doute alors quelque particularité non encore observée, l'imprévu, en un mot, qui faisait toute la difficulté. D'ailleurs nous aurons sans doute l'occasion de dire quelques mots du diagnostic à propos des indications du traitement.

Mais revenons à notre malade dont l'histoire est, comme on verra, conforme à la plupart des relations de grossesse sous-péritonéales. Malheureusement cette femme n'est entrée à l'hôpital qu'à la dernière extrémité, pour ainsi dire ; et si l'observation est cependant complète et intéressante, c'est grâce au zèle que mes amis Decori et Pelvet ont mis à la recueillir. J'ajoute qu'ils avaient pour guide dans ce travail l'expérience d'un excellent clinicien, M. Goupil, alors chef de service par intérim.

OBSERVATION IX.

Grossesse extra-utérine sous-péritonéo-pelvienne ; mort du fœtus à dix mois, mort de la mère à quinze mois de grossesse ; autopsie (1).

Le 26 septembre 1861, entre à la Pitié, dans le service de M. Bernutz, alors remplacé par M. Goupil, salle Notre-Dame, n° 15, la nommée L.-E. M....., culottière, âgée de 27 ans. Cette femme, d'une assez robuste constitution, a été réglée pour la première fois, facilement et sans souffrance, à l'âge de 10 ans et demi, et depuis lors la menstruation a été régulière jusqu'à l'âge de 23 ans, où elle s'est mariée. Dans le premier mois, elle devint enceinte ; mais au quatrième mois, après une vive contrariété et une violente colère, des

---

(1) Observation et pièces anatomiques présentées à la Société de biologie par M. Decori, interne provisoire, et M. Pelvet, externe du service.

douleurs vives se déclarèrent et amenèrent l'expulsion d'un fœtus
bien conformé, qui fut suivie pendant quatre à cinq jours d'une métrorrhagie assez abondante. Aussitôt la perte arrêtée, la malade se
lève, mais sans que cette imprudence détermine d'accident notable.
Le mois suivant, les règles reviennent régulièrement et se repré-
sentent aussi régulières pendant une année, pendant laquelle il n'y
a à noter que quelques douleurs épigastriques, une légère difficulté
dans la marche et surtout pour monter les escaliers. Alors nouvelle
grossesse qui, comme la première, mais sans autre cause qu'une assez grande misère, se termine, au quatrième mois, par une fausse
couche. Trois jours de repos suffisent pour amener le rétablissement
de la malade, qui, le mois suivant, voit ses règles revenir régulièrement jusqu'au moment où, après avoir eu un abcès du moignon de
l'épaule, pour lequel elle est entrée et restée dix mois à la Pitié, elle
devient de nouveau enceinte, en août 1857. Cette grossesse, assez
bonne, suit régulièrement son cours jusqu'au terme normal ; mais,
après quarante-huit heures de douleurs, on fut obligé de terminer
l'accouchement par une application de forceps. Les suites de couches sont régulières, et la malade put se lever le dixième ou le douzième jour ; mais depuis lors la marche fut légèrement pénible, la
moindre course donnait lieu à de la souffrance, ce que la malade attribue à l'existence d'une déviation utérine qui aurait succédé à cet
accouchement. Cependant nous devons noter que la menstruation
se rétablit et resta régulière jusqu'au mois de mai 1860.

Le 20 mai, elle a ses règles régulièrement ; elles sont normales :
c'est à la suite de celles-ci qu'elle devient enceinte, du 1er au
10 juin, mais sans qu'il ait été possible de faire préciser la date de
la conception, qui, d'après les renseignements du mari, ne peut être
postérieure au 10, où les rapports sexuels ont dû être suspendus, à
cause de l'état de malaise auquel cette femme a été en proie.

C'est le 10, ou le lendemain, que cette femme a commencé à
éprouver des crampes d'estomac, à être prise de vomissements, et à
être incommodée de sueurs froides très-abondantes, qui inondaient

tout le corps. Ces troubles persistent semblables jusqu'au 20 juin,
c'est-à-dire jusqu'à l'époque exactement correspondante à celle où,
le mois précédent, ont commencé ses règles; alors la malade voit
apparaître une légère perte de sang qui dure trente-six heures. Dès
ce moment, cette femme devient plus souffrante encore qu'elle ne
l'était; elle éprouve des douleurs abdominales très-vives, surtout
dans le côté droit, douleurs qui s'exaspèrent au moindre mouvement
et condamnent cette femme au repos le plus absolu, de telle sorte
qu'elle est forcée d'être constamment couchée ou au moins assise,
en proie encore à des crampes d'estomac, mais sans vomissements.
Cet état persiste semblable pendant trois mois, au bout desquels il y
a une légère amélioration, consistant en ce que les douleurs étaient
un peu moins vives, mais telles encore qu'elles rendaient impossible
le moindre exercice. Malgré tous ces accidents, auxquels viennent
se joindre de temps à autre des frissons répétés, le ventre se développe et prend des dimensions de plus en plus considérables, en
rapport avec la marche d'une grossesse qui suit son cours et à laquelle croyaient non-seulement cette femme, mais toutes les personnes de son entourage. Cette opinion qu'avait cette femme d'être
enceinte était basée sur l'absence de tout écoulement sanguin depuis le 20 juin, sur l'augmentation de volume des seins, sur l'existence du masque des femmes grosses, et enfin sur ce qu'à partir
du cinquième mois, elle sentit remuer l'enfant. Néanmoins, au
terme normal de cette grossesse si pénible, aucune douleur d'accouchement ne survient, et le neuvième mois s'écoule sans que le
travail de parturition se manifeste.

Le 1ᵉʳ avril 1861, la malade éprouve les premières douleurs de
l'accouchement; elle perd par la vulve une certaine quantité d'un
liquide séreux. Les douleurs continuent, ressemblant complétement,
dit la malade, aux premières douleurs qu'elle a éprouvées dans la
précédente parturition, si bien qu'elle fait venir M. le Dʳ Foissy qui
l'avait assitée dans celle-ci, et avait terminé l'accouchement par une
application de forceps. Il touche la malade pour savoir où en est le

travail, mais il lui semble qu'il n'est pas commencé, à cause des
caractères qu'offre le col utérin, et il en prévient le mari, en recom-
mandant de le faire appeler quand l'accouchement se produira. Pendant six jours, les petites douleurs persistent semblables, et continuent, conservant les mêmes caractères, jusque dans la nuit du
6 au 7 avril, où la malade cesse de sentir remuer son enfant; quelque temps après, le faux travail d'accouchement se suspend. Le
Dr Foissy est appelé de nouveau; il trouve le col fermé comme à son
premier examen, et ne présentant aucune des modifications qui se
produisent lors de l'accouchement, mais il constate en même temps
derrière le col l'existence d'une tumeur volumineuse, qui lui offre
si nettement les caractères de la tête d'un fœtus, séparée de son
doigt par les parois vaginales, que, malgré l'état du col utérin, il
conclut à une grossesse anormale. Cependant la malade se trouve
mieux, les douleurs sont assez modérées pour lui permettre de se
lever le 8, et de marcher dès les jours suivants. Mais le Dr Foissy
n'est pas aussi rassuré que sa malade; aussi l'engage-t-il, lorsqu'elle
peut sortir, à se rendre à la Clinique de la Faculté, pour avoir un
avis sur son état, l'y renvoie-t-il plusieurs fois, puis il appelle successivement différents consultants pour avoir la confirmation de son
diagnostic, et obtenir des conseils dans cette grave circonstance.
Deux mois s'écoulent ainsi sans qu'on fasse rien, parce que les
divers médecins consultés, les uns rejettent, les autres adoptent
l'opinion du Dr Foissy, mais éloignent tous l'idée d'une intervention
chirurgicale, et cela, quoique quelques-uns des consultants, entre
autres M. le professeur Dubois, portent un pronostic funeste. Pendant ces deux mois, la malade continue à éprouver, dans l'abdomen,
des douleurs, mais supportables, et à être en proie à un malaise
général mal caractérisé. Néanmoins, le 10 juin, c'est-à-dire deux
mois passés après la cessation du faux travail d'accouchement, et
un an après l'époque de la conception, la malade voit revenir ses
règles; leur écoulement est régulier, le flux contient quelques cail-

lots qui sont rendus sans douleurs. Les règles reviennent le 10 juillet, et sont également régulières.

Mais, à la suite de ces règles, le 14 juillet, autant du moins qu'il a été possible de faire préciser cette date, cette femme est prise subitement d'un grand frisson de trois ou quatre heures de durée, et après celui-ci, d'une évacuation alvine très-abondante, qui donne lieu à l'expulsion, en une seule fois, de plusieurs litres de matières sales, composées de sang et de pus, suivant le dire de la malade. Les évacuations alvines persistent abondantes pendant huit jours, diarrhéiques, mais dans quelques-unes desquelles les personnes qui entouraient la malade crurent avoir remarqué les intestins de l'enfant. Sous l'influence de ces évacuations, le ventre s'affaisse, les douleurs abdominales diminuent, et ne consistent plus qu'en quelques coliques, la malade se sent soulagée; cependant, au lieu de reprendre des forces, elle s'affaiblit de plus en plus, et cela malgré une moins grande fréquence des selles, dont quelques-unes, rendues involontairement ces derniers jours, étaient composées de matières épaisses et jaunâtres, qui ont paru des débris de délivre. La malade allait ainsi s'affaiblissant de plus en plus, sans fièvre marquée, mais dormant mal, sans appétit, tourmentée par des nausées, quelques coliques et des garde-robes involontaires, lorsqu'elle a été prise tout à coup, dans la nuit du 23 au 24, de douleurs abdominales atroces. A la suite de ces douleurs, auxquelles se joignaient de violentes coliques, elle rend par l'anus une masse assez volumineuse, dans laquelle M. le Dr Foissy, qui l'a conservée, a constaté les os du pied, de la jambe, de la cuisse, l'os des iles, et quelques vertèbres d'un enfant à terme, bien développés, et qui étaient unis entre eux par des ligaments encore assez résistants, et par des parties charnues assez considérables. Malgré cette expulsion, la malade ne se trouve pas mieux le lendemain; au contraire, sa faiblesse est plus grande. C'est ce qui l'a décidée à se faire transporter à l'hôpital, où, le lendemain de son entrée, on constate ce qui suit :

On est tout d'abord frappé, quand on s'approche du lit de cette malheureuse femme, de l'odeur infecte, nauséabonde, qu'elle exhale. Cette malade, d'une taille moyenne, assez bien conformée, est arrivée à un état d'émaciation extrême : la figure est complétement décharnée, les yeux profondément enfoncés dans les orbites, le thorax et les membres réduits à un état presque squelettique. Cependant l'intelligence est nette, les réponses précises, et les paroles parfaitement distinctes. La respiration paraît normale ; le pouls, presque insensible, ne donne que 68 pulsations par minute ; la peau, flasque, d'une teinte terreuse, est froide et sèche. Appétit nul, soif assez vive ; quelques nausées, mais pas de vomissements ; diarrhée involontaire, se produisant sans douleur bien notable de l'abdomen, qui est facile à explorer par suite de l'absence de tension de ses parois.

Le ventre offre à la vue une dépression très-prononcée immédiatement au-dessous du sternum et des fausses côtes, rendue plus évidente par les deux tumeurs situées à des hauteurs différentes, qui occupent l'une la partie latérale gauche et moyenne, l'autre la partie latérale droite de l'abdomen. La première de ces tumeurs, de beaucoup la plus considérable, s'étend des premières fausses côtes gauches jusqu'à l'épine iliaque correspondante, où elle s'enfonce dans le bassin, dont elle remplit non-seulement la partie gauche, mais la partie moyenne, et même la moitié interne de la partie droite. Tandis que cette tumeur se confond à gauche avec la paroi même de l'abdomen, elle offre à droite un bord assez bien dessiné, qui forme une ligne courbe se portant des fausses côtes gauches au milieu du pli de l'aine du côté droit. La partie la plus saillante de cette tumeur correspond à sa portion la plus élevée, c'est-à-dire à celle qui est placée au-dessus et à gauche de l'ombilic ; à ce niveau, la tumeur, très-superficielle et paraissant en contact avec la paroi abdominale, est lisse et arrondie, tandis que sa partie la plus déclive offre des saillies et des dépressions très-inégales, qui sont surtout marquées dans le tiers inférieur du bord droit, c'est-à-dire au-dessous de la seconde tumeur.

Cette seconde tumeur, peu importante, occupe la partie moyenne du bord droit de la première, et en diffère en ce qu'elle est lisse, molle, dépressible, et ne reçoit aucun des mouvements qu'on imprime soit à l'utérus, soit à la tumeur gauche, à l'aide du doigt introduit dans le vagin.

Le toucher permet de reconnaître que le vagin, très-allongé, porté très-fortement en arrière et à droite, offre une forme conique supérieurement, par suite de la disparition de l'ampoule qu'il forme ordinairement autour du col. Il résulte de cette disposition que le vagin semble terminé par le col, réduit à une simple surface légèrement déprimée, au centre de laquelle on trouve l'orifice utérin, qui peut admettre la moitié de la première phalange de l'index. A droite du col, existe une tension égale, offrant une légère augmentation de température, mais pas de tumeur marquée. On perçoit au contraire, à gauche du col, une tumeur arrondie, lisse, résistante, sans battements, qui occupe plus de la moitié inférieure du petit bassin, et à laquelle semble due l'élévation de l'utérus, son refoulement à droite et en arrière. Cette tuméfaction vaginale parait très-manifestement la base de la tumeur qui occupe la partie gauche et moyenne de l'abdomen par la transmission directe des mouvements qui sont imprimés à l'une ou à l'autre de ces parties vaginale ou abdominale, tandis que les mouvements imprimés au col utérin ne se communiquent pas à la tumeur abdominale. On peut, en introduisant le doigt dans le rectum, constater que cette tumeur vient proéminer dans cette partie de l'intestin d'une manière plus manifeste encore que dans le vagin. En effet, le toucher rectal permet de reconnaître que la large ampoule qui forme la partie inférieure de l'intestin, et dont la paroi antérieure, très-mince, permet de reconnaître la partie inférieure du col utérin, est immédiatement rétrécie, au-dessus du point où on sent cet organe, par la saillie d'une tumeur volumineuse, arrondie, assez dure, mais cependant se laissant déprimer par le doigt, qu'on peut légèrement soulever, et dont les mouvements se communiquent très-distinctement à la

tumeur abdominale. Le doigt ne peut constater, ni dans la partie du
rectum assez étroitement rétrécie par la tumeur, aussi haut qu'il
puisse atteindre, ni au-dessous de celle-ci, la perforation par laquelle a été expulsée une partie du fœtus. Les membres inférieurs
de la malade sont œdématiés, le gauche surtout.

Tisane de riz édulcorée avec du sirop de coings ; vin de Bagnols
et vin de quinquina, de chaque, 125 grammes ; un bain ; cata-
plasmes laudanisés sur le ventre ; bouillon froid, une portion.

Le 28. La malade a passé une assez bonne nuit, elle a reposé ;
elle a eu dans les vingt-quatre heures quatre selles diarrhéiques
contenant des grumeaux blanchâtres et des points jaunâtres. —
Même prescription, à l'exception du bain.

Le 29, même état.

Le 30. La nuit a été mauvaise ; la malade a eu un peu de fièvre,
de sorte que c'est le matin seulement qu'elle a un peu dormi ; cependant la figure paraît moins altérée. La malade tousse beaucoup
depuis hier soir, pas d'expectoration ; sa faiblesse extrême ne permet
pas de la soulever pour l'ausculter. Légère diminution de volume de
la tumeur. Quatre ou cinq garde-robes involontaires, très-fétides ;
le pourtour de l'anus, les parties saillantes du siège, présentent une
coloration rouge sombre très-accusée. — Même prescription, à laquelle on ajoute un lavement opiacé et une pilule contenant 0,05
d'extrait thébaïque.

2 octobre. Dans la journée d'hier, la malade a été prise de fièvre ;
elle tousse toujours beaucoup. La diarrhée, au lieu de diminuer, a
augmenté ; cinq ou six garde-robes. — Même prescription.

Le 3. La diarrhée est toujours la même ; sous son influence, la
tumeur gauche a diminué sensiblement, de telle sorte que son sommet est de niveau avec celui de la tumeur droite, et qu'on sent aujourd'hui très-distinctement au travers des parois abdominales des
parties osseuses dans le kyste fœtal. La toux persiste, mais toujours
sans expectoration. Dans la journée, la malade, affaissée, ne répond
plus aux questions, et elle meurt à deux heures du matin, le 4
octobre.

Autopsie trente-deux heures après la mort.

Décoloration générale des téguments ; émaciation extrême ; œdème de tout le membre inférieur gauche, mais sans que les veines saphène, fémorale, iliaque, et la veine cave, aient rien présenté de notable.

A l'ouverture de l'abdomen, on trouve une tumeur globuleuse qui occupe tout le côté gauche de la cavité abdominale et la plus grande partie de l'hypogastre ; au-devant d'elle s'étale l'épiploon, tout vascularisé et d'un noir bleuâtre, qui est uni inférieurement par des adhérences assez intimes à la paroi abdominale, dont le péritoine offre une coloration noir bleuâtre analogue à celle de l'épiploon. En soulevant l'épiploon, on découvre la face antérieure de la tumeur, d'une teinte noirâtre, qui apparaît entourée latéralement par des anses intestinales, qui, à droite, sont tellement unies entre elles par des adhérences celluleuses qu'elles forment un paquet auquel on doit attribuer la sensation de tumeur qu'on avait perçue en ce point pendant la vie. La face antérieure de la tumeur, qui, comme nous l'avons dit, était recouverte dans une partie de son étendue par l'épiploon très-faiblement adhérent à cette face, est noirâtre et un peu transparente par suite de sa faible épaisseur dans certains points et notamment à sa partie inférieure et droite, où une déchirnre accidentelle s'est produite, quand on a enlevé la pièce anatomique. Cette face antérieure offre des saillies et des dépressions correspondant à des parties dures qu'on sent aisément au travers de ses parois. La face postérieure de la tumeur est en rapport avec la dernière partie de l'*S* iliaque, qui, après avoir adhéré au bord gauche, puis au bord supérieur, est venue se placer en arrière, et en rapport avec le rectum, qui parcourt cette face postérieure de haut en bas. Cette partie de la tumeur offre, dans un point correspondant, pour la hauteur, à l'angle sacro-vertébral, une perforation de forme elliptique, dont le plus grand diamètre est de 0,05 et le plus petit de 0,04, à bords déchiquetés et noirâtres, qui fait communiquer le kyste avec l'intestin à 0,20 de l'anus, et dans laquelle on trouve engagés quelques côtes et un tibia du fœtus. De ce point jusqu'à l'anus, la muqueuse rectale est noirâtre, ramollie et boursouflée. Le bord gauche de la tumeur est contourné, ainsi que sa face supérieure, par une anse intestinale qui lui adhère fortement. Cette anse intestinale, arrivée à la partie supérieure du kyste, se couche à angle droit pour passer en arrière, et de là, se continuer en ligne droite avec le rectum; c'est ainsi l'S iliaque soulevée et repoussée en haut. En arrière de ce bord gauche et sur ses côtés, passent les vaisseaux hypogastriques et ceux qui se rendent au col de l'utérus. Ces vaisseaux ne sont pas séparés de la tumeur par un repli du péritoine, mais se trouvent directement en contact avec elle, disposition qui prouve incontestablement le siége sous-péritonéal du kyste fœtal. Sur le bord droit, oblique de haut en bas et de droite à gauche, se voient l'utérus et la partie supérieure du vagin. La direction de la matrice est oblique en bas et à gauche, son corps ayant été fortement refoulé à droite par la tumeur. L'utérus adhère de la manière la plus intime à ce bord, et l'on voit le péritoine passer de la face antérieure sur le kyste; ce dernier déborde la matrice en haut et en arrière et présente, au niveau du bord supérieur de l'utérus, un petit kyste de la grosseur d'un œuf de poule, à parois minces et transparentes, dans lequel est contenu un liquide séreux légèrement jaunâtre.

De la corne gauche de l'utérus on voit partir un cordon blanchâtre, qui est accolé aux parois de la tumeur et parcourt diagonalement sa face antérieure de haut en bas et de droite à gauche. Ce cordon, qu'on peut facilement séparer par la dissection, n'est autre que le ligament rond. On trouve au contraire l'ovaire gauche à la face postérieure et inférieure de la tumeur, tout à fait en bas, au niveau de l'union du col et du corps de l'utérus. Il a son volume normal et se trouve légèrement aplati; son tissu est ramolli et ses vésicules infiltrées de pus. On ne trouve qu'un centimètre à peu près de la partie interne de la trompe, plus loin elle se perd dans le kyste, qui s'est évidemment développé dans l'aileron moyen du ligament large, ainsi que l'indiquent les détails anatomiques que nous venons d'énumérer.

Ce kyste, de 0,13 de diamètre transversal sur 0,15 de hauteur, contient le reste des os du fœtus qui n'ont pas été expulsés, et qui sont disposés sans ordre, plongés dans un détritus d'un blanc grisâtre, de consistance caséeuse, au-dessus duquel se trouve un liquide analogue de l'eau de chaux. L'intérieur de ce kyste offre une coloration noirâtre foncée générale, mais moins sombre dans une certaine étendue de la partie antérieure du kyste, et où on remarque des saillies sinueuses qui semblent indiquer que c'était dans ce point qu'était inséré le placenta. Les parois du kyste, épaisses de 0,002 en arrière et en avant, vont en s'amincissant vers le bord droit, où elles ne forment plus qu'une membrane très-mince dans la partie où s'est effectuée une déchirure pendant l'examen. On trouve, par opposition, assez résistantes les parois de la partie du kyste qui, à droite, se prolonge derrière l'utérus.

L'utérus, un peu hypertrophié, a 0,08 de longueur ; il est oblique de haut en bas et de droite à gauche ; son tissu est ferme, sa muqueuse normale ; il n'y a pas trace de caduque. Le col, d'une consistance naturelle, non entr'ouvert, ne contient pas de bouchon muqueux. On n'a pu constater si l'*ostium uterinum* était oblitéré, parce que le stylet n'a pu pénétrer et s'est égaré dans les tissus qu'il a perforés.

La trompe droite, d'un volume normal, était saine, ainsi que l'ovaire correspondant, qui contenait un caillot d'ovulation peu considérable dans son épaisseur. La trompe et l'ovaire droits, dirigés en arrière et en bas, le long du bord droit de l'utérus, étaient réunis par des adhérences.

Les ganglions lombaires étaient tuméfiés et noirâtres. Les veines cave, iliaque externe, fémorale et saphène, étaient saines, quoiqu'il existât un œdème considérable du membre inférieur gauche.

La vessie était saine, les reins anémiés, leurs bassinets dis-
tendus.

Infiltration tuberculeuse des deux sommets des poumons. Le
cœur était sain, dépourvu de caillots. Le cerveau présentait sa consistance normale et n'offrait rien de notable.

On a pu, en réunissant les os du fœtus expulsés pendant la vie
à ceux que contenait le kyste, reconstituer le squelette de l'enfant ;
il ne manquait que trois côtes et quelques vertèbres.

§ I. — *Remarques sur le travail d'accouchement qui survient au
terme de la grossesse extra-utérine.*

La malade dont on vient de lire l'histoire éprouva, au terme de
sa grossesse, des douleurs semblables, de tout point, à celles qui
ont pour résultat l'expulsion du fœtus hors de la cavité utérine.
Faut-il, pour être plus exact, dire que le travail ne débuta qu'après
une gestation de dix mois ? Je veux bien faire cette concession, sans
craindre que cela puisse nuire à ce que je dirai plus loin sur l'uni-
formité de la durée du développement fœtal. Il n'y aurait d'ailleurs
rien d'étonnant que chez une femme dont toutes les grossesses précédentes avaient été si pénibles l'évolution du fœtus n'ait pas pu
s'accomplir dans le temps ordinaire, et cette fois les conditions
étaient d'autant plus fâcheuses que l'œuf se développait hors de la
matrice. Cependant, s'il faut dire toute ma pensée sur la durée
exacte de la grossesse dans ce cas particulier, j'avoue que ce calcul
n'est établi que sur un témoignage, celui du mari (il n'y en a sans
doute pas de plus compétent) ; c'est pourquoi je veux m'abstenir de
le discuter. On ne peut lire un certain nombre d'observations sans
être frappé de la constance et de la singularité de ces inutiles efforts
qui donnent le change aux malades et quelquefois au médecin ;
car ce ne sont pas seulement des douleurs, mais des contractions

15

abdominales, des efforts, un ensemble de phénomènes enfin auquel
les accoucheurs ont donné le nom caractéristique de *faux travail*.
Je n'ai pu résister au désir d'étudier cette mystérieuse synergie qui
engendre, à un moment donné, une série d'actes dont il est bien
difficile de se rendre compte, si l'on veut s'en tenir à l'explication
qu'en donnent les auteurs. Ces recherches me semblaient d'autant
plus intéressantes qu'elles touchaient à un problème dont on n'a pas
donné de solution vraiment physiologiques ; je veux parler des
causes déterminantes de l'accouchement normal.

Mais étudions d'abord le travail qui termine les grossesses extra-
utérines. Comment les auteurs ont-ils compris ce phénomène ? D'a-
près M. Velpeau (1), « on se l'expliquerait en partie dans la grossesse
tubaire ; la trompe étant composée des mêmes éléments que l'utérus,
il est naturel qu'elle jouisse des mêmes propriétés ; mais, dans les
grossesses abdominales , on ne peut expliquer les contractions du
kyste qu'en admettant qu'il s'y est développé des fibres musculaires
aux dépens de la couche celluleuse élastique qui double le péritoine
du bassin. » Dezeimeris , qui était rarement de l'avis de ce savant
chirurgien, va, comme de raison , nous expliquer cela d'une tout
autre manière (2) : « La matrice , dit-il , acquiert en général, sinon
constamment, tous les caractères qui sont propres à l'état de gravi-
dité ; elle se développe au point de pouvoir, dans certains cas, égaler
un utérus au troisième ou quatrième mois de la grossesse ; sa cavité
est agrandie et renferme des matières pseudo-membraneuses susceptibles d'être expulsées ; son tissu est beaucoup plus pénétré de sang
que dans l'état de vacuité. En un mot, il y a là toutes les conditions
requises pour un véritable travail, et même à un degré supérieur à
ce qui s'observe dans les cas d'avortement précoce. Ces conditions
déterminent une série de phénomènes qui s'expliquent ainsi avec la

---

(1) *Traité complet de l'art des accouchements,* t. I, p. 228, 2ᵉ édition.
(2) *Journal des connaissances médico-chirurgicales,* p. 14, année 1837.

plus grande facilité : tels sont l'écoulement de mucosités glaireuses
par le vagin, l'ouverture et l'agrandissement plus ou moins prononcé
du col de la matrice, la perte de sang pouvant aller jusqu'au degré
d'une violente hémorrhagie, enfin l'expulsion d'une substance tomenteuse, d'une caduque, si développée qu'elle a, dans certains cas,
été prise pour un placenta. C'est donc dans l'utérus et non dans le
kyste fœtal que se passent les contractions du faux travail qui s'observent au terme des grossesses extra-utérines. Quant au mouvement de descente de la tête du fœtus, il s'explique par la contraction des muscles abdominaux. » Cette dernière remarque de
Dezeimeris se trouve en effet vérifiée par plusieurs observations.
Ainsi on voit, dans un fait rapporté par W. Johnson (1), que la
tête du fœtus était séparée du doigt, non par le tissu ferme et épais
de la matrice, mais par une mince membrane; les douleurs, qui
n'avaient aucune action sur l'orifice du col utérin, déterminaient
par la force expulsive des muscles abdominaux un certain abaisse-
ment de la tête de l'enfant. Un cas plus remarquable encore est
celui où ces mêmes contractions déchirèrent le kyste abdominal et
déterminèrent en même temps la rupture du vagin et la procidence
du bras à travers la déchirure (2).

En résumé, pour M. Velpeau, le faux travail est constitué par les
contractions du kyste fœtal ; tandis que pour Dezeimeris, c'est l'u-
térus qui est le siége de ce phénomène ; ce dernier auteur admet en
outre l'action synergique des muscles abdominaux. Je croirais vo-
lontiers que les deux opinions sont également vraies, et rendent
bien compte du fait, abstraction faite de sa cause prochaine.

On s'explique en effet parfaitement les contractions du kyste
fœtal dans plusieurs variétés de grossesse extra-utérine ; ce serait

---

(1) *Philadelphia journal of medical and physical science*, new series, t. II, 1825 ;
in *Journal des connaissances médico-chirurgicales*, p. 5, année 1837.

(2) Extrait du *Medical magazin*, t. II, n° 13 ; Boston (*Archives gén. de méd.*, 1834,
2ᵉ série, t. IV, p. 336).

peut-être plus difficile à concevoir dans la grossesse abdominale. Mais peu importe ; là n'est pas la question que nous cherchons à décider en ce moment. Nous voulons savoir pourquoi ce kyste se contracte à une époque déterminée ; pourquoi l'utérus, qui recélait depuis longtemps ce que l'on croit être la cause efficiente de sa contraction, demeure immobile jusqu'au jour où le fœtus a accompli son développement. Aussi M. Cazeaux, qui adopte l'opinion de Dezeimeris, dit-il avec raison : «Seulement il est assez difficile d'expliquer d'une manière satisfaisante la fréquente coïncidence de ces douleurs avec le terme ordinaire de la gestation» (1). Dira-t-on que les contractions utérines sont un phénomène de sympathie ? Je le veux bien ; mais où est le fait initial de cette action secondaire ? C'est précisément là ce qu'il s'agit de déterminer.

Il est évident pour tout le monde que le jour où le terme de la grossesse extra-utérine est arrivé, la femme entre en travail tout comme dans la grossesse normale. Cette analogie simplifie la question, puisque nous pourrons appliquer à notre cas particulier les causes efficientes de l'accouchement naturel. Consultons les ouvrages classiques, et nous voyons que certains auteurs ont attribué au fœtus lui-même la cause déterminante du travail ; mais ils n'ont égard qu'à son poids et à son volume, voire même à un besoin instinctif de se soustraire aux incommodités sans nombre qui lui rendent intolérable un séjour plus prolongé dans l'utérus. Aussi M. Cazeaux dit-il, avec raison, que le fœtus est aussi étranger à la cause déterminante qu'à la cause efficiente de l'accouchement. C'est une opinion que tout le monde partagera, *si c'est ainsi que l'on comprend l'intervention du fœtus.* Toujours est-il que «la plupart des auteurs modernes, dit M. Cazeaux (2), sont d'avis que c'est dans l'utérus qu'il faut chercher la raison déterminante du travail. Parmi les diverses

(1) *Traité théorique et pratique de l'art des accouchements*, p. 251, 5ᵉ édition.
(2) *Traité théorique et pratique de l'art des accouchements*, p. 386, 5ᵉ édition.

explications données, la meilleure est sûrement celle de M. Paul Dubois, proposée en 1819 par Jones Power. Selon cet auteur, la structure de l'utérus au terme de la gestation peut être comparée avec raison à celle de la plupart des organes creux et musculaires : le rectum et la vessie, par exemple. Comme ces organes, il est formé de deux couches musculaires, dont l'une est externe et à fibres longitudinales, et l'autre interne, à fibres circulaires. Comme eux, il présente une cavité supérieure, réservoir dilatable et contractile auquel appartient principalement la structure que je viens d'indiquer, et un orifice fermé par un sphincter constitué seulement par des fibres circulaires. Comme la vessie et le rectum, l'utérus reçoit deux ordres de nerfs : les uns, dépendant du système ganglionnaire, se rendent au corps ; les autres, provenant du système nerveux de la vie animale, se rendent au col, qui est pour l'utérus un véritable sphincter ; comme eux enfin, il est tapissé à l'intérieur par une membrane, et revêtu à l'extérieur, mais seulement dans sa partie supérieure, par le péritoine.

« Les ressemblances de structure ne sont pas les seules que nous ayons à signaler. Les sympathies si évidentes qui existent dans le rectum et la vessie, entre le réservoir et son sphincter, se retrouvent d'une manière tout aussi évidente entre le corps et le col de l'utérus. Si, en effet, une irritation portée sur le col de la vessie, sur le sphincter de l'anus, détermine un besoin pressant d'uriner ou d'aller à la garde-robe, les irritations produites sur la partie inférieure du col sollicitent également des contractions utérines. La distension extrême des premiers réservoirs, leur plénitude, agissent mécaniquement de deux manières : en irritant directement les parois de leur cavité, mais en irritant aussi, et par le contact immédiat des matières contenues et par le tiraillement causé par la distension, les fibres qui constituent le sphincter, et celles-ci réagissent à leur tour sur celles du corps.

« Qui ne voit dans ce rapprochement une explication facile de la cause déterminante de l'accouchement ? Tant que le col de l'utérus conserve une certaine longueur, ses fibres les plus inférieures, celles qui, recevant plus spécialement des nerfs de la vie animale, jouissent au plus haut degré de la sensibilité, ne sont exposées à aucun genre d'excitations; mais lorsque, à la fin de la grossesse, et par suite de l'évasement progressif de la partie supérieure du col, toute sa longueur a été employée à concourir au développement de l'organe, il ne reste plus qu'une espèce de bourrelet circulaire constitué par des fibres horizontales et circulaires appartenant à l'orifice externe. Le développement de l'utérus ne pourrait continuer sans qu'un tiraillement violent fût exercé sur les fibres de ce bourrelet; de plus, immédiatement en contact avec la poche amniotique, et par conséquent avec la partie du fœtus qui se présente, elles doivent souffrir, être irritées, agacées par ce contact continuel, auquel elles ne sont pas habituées. Cette double cause d'irritation se renouvelant sans cesse, il doit nécessairement arriver pour les fibres du corps de l'utérus ce qui arrive aux parois du rectum et de la vessie quand leur sphincter est irrité, et elles entrent immédiatement en contraction. »

C'est là, il faut en convenir, une explication très-ingénieuse. On rencontre bien çà et là des faits qui ne s'accordent nullement avec la théorie, et ce sont sans doute de ces exceptions qui viennent à point confirmer une règle. J'en retrouve deux exemples parmi mes notes, prises l'année dernière dans le service d'accouchements de la Pitié, auquel j'étais attaché comme interne. Je vais transcrire ici ces deux faits contradictoires à la théorie de Jones Power.

OBSERVATION X.

I. B..... (Julie), âgée de 27 ans, entrée, le 28 novembre 1860, à la Pitié, salle Notre-Dame, n° 9. Cette femme, très-chétive et très-malheureuse, a eu une première grossesse, terminée à sept mois par la naissance d'un enfant qui n'a pas vécu; elle aurait eu, à la suite, un prolapsus utérin, guéri par une deuxième grossesse, survenue quatre mois après ; l'enfant est venu à huit mois, et est mort également. Trois ans après, il y a eu une nouvelle grossesse , terminée encore à huit mois.; il survint , à la suite , des abcès aux environs de la vulve et de l'anus, et cette femme est restée assez longtemps malade. Les règles sont venues pour la dernière fois le 15 mai 1860.

Les douleurs d'accouchement commencent le 1er janvier 1862.

Le 4, le col est en partie effacé , et le doigt arrive sur la partie fœtale.

Le 16 , le col est toujours dans le même état , les douleurs ont complétement cessé.

Cette femme me dit qu'un mois et demi avant son premier accouchement, elle a eu un commencement de travail, si bien que la sage-femme qui l'assistait passa la nuit auprès d'elle, convaincue que cela devait se faire sans retard ; les douleurs ont cependant cessé, et l'accouchement n'a eu lieu que six semaines après.

Le 18, la femme entre de nouveau en travail dans la journée , et donne naissance, vers deux heures du matin , à une fille peu développée, qui se présentait par le sommet.

OBSERVATION XI.

II. C......(Marie), âgée de 29 ans , entrée, le 29 avril 1861, à la Pitié, salle Notre-Dame, n° 14. Femme vigoureuse et bien portante. Elle a eu deux grossesses venues à terme. Les dernières règles ont eu lieu le 8 juillet 1861.

Le 11 mai, le travail commence dans la journée. A la visite du soir, je trouve le col dilaté , et je pensais que l'accouchement se ferait dans la nuit ; mais , à huit heures du soir, une hémorrhagie puerpérale très-grave, survenue chez une de ses voisines, effraie beaucoup cette femme, et les douleurs cessent complétement.

Le lendemain , le col était reformé , l'orifice interne oblitéré ne permettait plus d'atteindre la partie fœtale. La malade se lève, et reste pendant quinze jours sans éprouver aucune douleur dans le ventre ni dans les reins.

Le 27. Le travail, recommencé depuis la veille, marche lentement; on donne 1 gramme 20 de seigle ergoté à sept heures du soir. A sept heures et demie, la poche des eaux se crève, et il survient une procidence du cordon. Les suites de couches étaient si graves à ce moment que, le résultat complétement négatif de l'auscultation donnant à croire que l'enfant était mort, l'interne de garde n'osa pas faire courir à la mère les dangers d'une version.

Le 28. A cinq heures du matin, cette femme accouchait d'une fille bien développée, qui s'est présentée par le sommet.

Le 31, cette malheureuse succombait à une fièvre puerpérale.

J'ai raconté ce dernier fait en entier, parce qu'il peut être intéressant à plus d'un titre; mais je veux m'en tenir à la question qui nous occupe en ce moment. La théorie de Jones Power repose, en résumé, sur une assimilation anatomique et physiologique de l'utérus à la vessie et au rectum. Je veux bien qu'on attribue à la faiblesse de l'utérus l'arrêt de travail observé chez notre première malade; c'était en effet une femme épuisée par la misère. Mais la seconde était vigoureuse; l'accouchement semblait devoir se terminer rapidement, et c'est sous l'impression d'une vive frayeur que les phénomènes du travail se sont arrêtés tout à coup. Cette circonstance nous fournit une nouvelle objection, car il est de notion vulgaire que la terreur produit un effet tout différent sur les sphincters anal et vésical.

Résumons notre pensée, et disons que rien ne nous démontre que l'irritation des fibres du col soit la cause du début du travail.

Voici une autre théorie récemment développée par un physiologiste d'un grand talent, M. Brown-Séquard: « Comme tous les muscles, et surtout comme tous les muscles de la vie organique, les muscles utérins sont très-sensibles au contact du sang veineux, et le gaz

acide carbonique que celui-ci renferme en quantité suffit pour en
déterminer la contraction. Parmi les expériences qui prouvent ce
fait, il en est une qui paraît vraiment très-concluante. M. Brown lie
la trachée-artère d'une lapine pleine. Après huit ou dix secondes
d'asphyxie commencée, des contractions se manifestent dans l'utérus : la ligature est enlevée, les contractions cessent ; elle est appliquée de nouveau, les contractions reparaissent (1).

« Or, dit M. Brown-Séquard, à la fin de la grossesse, l'irritabilité
de la fibre utérine est excessivement développée, et l'appareil veineux de l'organe a pris un développement tel qu'il existe une masse
considérable de sang veineux dans l'épaisseur de ses parois. Dans
la réunion de ces deux circonstances se trouve, suivant lui, la cause
déterminante de la première contraction ; car cette excitabilité doit
nécessairement être éveillée par le contact longtemps prolongé de
l'acide carbonique. Cette première contraction a pour résultat de
chasser des veines le sang qu'elles contenaient, et la contraction ces-
serait promptement avec la cause excitante qui l'a produite, si la
douleur qu'elle cause n'excitait l'action réflexe de la moelle épi-
nière ; celle-ci l'entretient donc pendant quelques instants. Mais,
comme nous le dirons plus loin, la faculté contractile d'un muscle
de la vie organique s'épuise promptement, sa fibre se relâche, et le
repos succède bientôt à l'action. Ce relâchement de la fibre utérine
permet au sang veineux d'affluer de nouveau dans les sinus utérins,
et, après un certain temps, recommence la série des phénomènes
que nous venons de rappeler. » Sommes-nous plus heureux cette
fois, et avons-nous enfin rencontré une solution ? Je ne pense pas ;
d'abord l'expérience, qui sert ici de point de départ à cette théorie,
ne me paraît pas à l'abri de toute critique ; car lorsque M. Brown-

---

(1) Cazeaux, *Traité théorique et pratique de l'art des accouchements,* p. 389,
5e édition.

Séquard étranglait une lapine pleine, il ne peut pas assurer qu'il se bornait à accumuler dans les sinus utérins du sang chargé d'acide carbonique. D'ailleurs nous pouvons encore renouveler ici l'objection que nous venons d'opposer à la théorie de Jones Power. En effet M. Brown nous dit que les deux circonstances qui déterminent la première contraction de la matrice sont une extrême irritabilité de la fibre musculaire et une accumulation considérable de sang veineux dans les sinus utérins. Mais au moment où le neuvième mois de la gestation touche à son terme, il y a déjà bien longtemps que ces deux conditions se trouvent réunies. Pourquoi ne produisent-elles leur effet qu'à une époque déterminée? Je ne conteste nullement l'action que peut avoir l'acide carbonique du sang veineux sur la fibre utérine ; mais je dis que ce n'est pas ce contact qui donne la première impulsion à la matrice ; c'est tout au plus un adjuvant qui pourra prendre part à l'action déjà commencée; mais, encore une fois, ce n'est pas la détente de ces mouvements alternatifs de contraction et de relâchement qui vont constituer le travail de l'accouchement.

Nous avons eu soin d'établir plus haut l'analogie frappante qui assimile le faux travail de la grossesse extra-utérine à celui dont nous recherchons en ce moment la cause prochaine. En effet, dans les deux cas, nous voyons survenir, toujours à une même époque, des efforts d'expulsion, des contractions de l'abdomen et de la poche qui recèle le fœtus, que ce soit la matrice ou un kyste accidentel. Nous pouvons donc rationnellement appliquer au faux travail les théories qu'on nous a proposées sur la cause déterminante de l'accouchement normal. On voit de suite combien cette épreuve va leur être défavorable. Car, où trouverons-nous ici ces tiraillements et cette irritation du col utérin qui devaient être la cause première des contractions de la matrice? Nous n'y voyons pas davantage affluer un sang tellement chargé d'acide carbonique, qu'il va enfin mettre en mouvement une fibre arrivée elle-même à son maximum d'irritabilité..... *E pur si muove!*

J'ai maintenant presque terminé l'exposé que j'ai voulu faire de l'état actuel de la science sur ce point de physiologie ; il ne me reste plus à examiner que l'explication de M. le Dr Tyler Smith. Il faut la séparer des théories qui précèdent, car elle repose sur un ordre d'idées tout différent ; j'espère même qu'elle va nous conduire à la connaissance de cette cause prochaine dont nous n'avons pas encore pu nous rendre compte jusqu'ici. Pour M. Tyler Smith (1), « la cause déterminante du travail se trouve dans l'ovaire ; car l'accouchement normal répond toujours à la dixième époque menstruelle ; et par une action réflexe, la congestion ovarienne provoque d'abord une simple irritation, puis enfin de véritables contractions des parois utérines. »

Laissons de côté la congestion ovarienne et l'action réflexe qui en dérive ; étudions seulement le fait énoncé par le médecin de Londres. Je ne pense pas que personne en conteste la réalité, tant il est anciennement connu et noté de tout temps par les observateurs. Il était signalé, il y a plus d'un siècle, par un illustre physiologiste dont nous ne pouvons parler de nos jours, sans nous rappeler qu'il donna le noble exemple d'une fidélité et d'une vertu que ne put ébranler l'épreuve du malheur et des disgrâces politiques. Après avoir fait beaucoup d'expériences et de vivisections, Harvey finissait par en revenir à la tradition. Voici une traduction littérale de ce qu'il disait à ce sujet (2) : « Assurément, la durée de la gestation est celle que nous croyons avoir été observée dans le sein de sa mère par Jésus-Christ, notre Sauveur, de tous les hommes le plus parfait ; c'est-à-dire depuis le jour de l'Annonciation de l'ange, au mois de mars, jusqu'au bienheureux jour de la Nativité, que nous fêtons en décembre.

---

(1) Cazeaux, *Traité théorique et pratique de l'art des accouchements*, p. 388, 5e édition.

(2) *Guilielmi Harveii opera omnia*, a Collegio medicorum Londinensi edita, t. I, 1766 ; *de Partu exercitatio*, p. 548.

«Les matrones expérimentées calculent d'après cette règle et se trompent rarement ; elles notent le jour du mois où se montre habituellement le flux cataménial ; et lorsqu'il s'est écoulé six mois lunaires, elles s'attendent à entrer en douleurs et à recueillir le fruit de la conception, le jour même où, sans leur état de grossesse, les règles eussent coulé. » Il semblerait résulter tout naturellement de ce fait d'observation, que l'évolution du fœtus dans le sein maternel a une durée déterminée. Et cependant les statistiques semblent prouver le contraire. Ainsi, M. Cazeaux (1), rappelant les recherches dont M. Tessier communiqua le résultat à l'Académie des sciences en 1819, s'exprime ainsi : « Ces variations dans le terme de la gestation, bien constatées chez les animaux, étaient déjà une forte présomption de croire qu'elles pouvaient se rencontrer dans l'espèce humaine. Mais ce n'était qu'une simple probabilité, et la question serait encore incertaine, si des observations directes, faites, et bien faites dans l'espèce humaine, n'avaient levé tous les doutes à cet égard. » Le même auteur, citant un tableau statistique de Merriman, fait remarquer toutes les variétés que présente la durée de la gestation chez la femme. Il y aurait, en effet, entre les deux extrêmes des 150 cas observés, une différence de cinquante-six jours ; en supposant, ajoute M. Cazeaux, que toutes ces femmes soient devenues enceintes cinq jours seulement avant le retour de leurs règles, 5, au moins, auront dépassé de dix à douze jours le terme de neuf mois révolus.

Je disais, en citant le passage d'Harvey, que la grossesse me semblait avoir une durée fixe ; mais c'est là, il faut en convenir, une question bien difficile à résoudre. Car on ne peut mesurer la durée d'un phénomène sans pouvoir en préciser le début et la fin ; et il faut bien avouer que nous n'avons aucun moyen rigoureux de connaître la date de la conception. Nous pouvons cependant essayer

---

(1) *Traité théorique et pratique de l'art des accouchements,* p. 380, 5e édition.

d'éloigner d'abord une partie de la difficulté ; faut-il prendre dans un sens aussi absolu les conclusions des auteurs qui admettent une si grande irrégularité dans la durée de la gestation ? ou bien pouvons-nous penser que la régularité est un type normal susceptible d'être influencé par diverses circonstances? M. Berthold attache, avec raison, un sens bien différent à ces variations qu'il a aussi observées. Il a calculé la durée de la grossesse sur sept femmes dont la menstruation était régulière ; et il conclut que le travail débute de onze à quatorze jours avant le retour de la dixième époque à dater de la conception ; « mais cela ne peut s'appliquer, ajoute ce judicieux observateur, aux femmes dont la menstruation est irrégulière ; et pour établir ce calcul, il faut se reporter au cycle des dix périodes cataméniales précédentes (1). »

Tout le monde s'accorde à dire que la menstruation est un phénomène périodique, et le nom de *règles* que nous lui donnons en est une preuve ; mais l'ovulation est soumise, comme la grossesse, à un grand nombre d'influences hygiéniques, individuelles, pathologiques, dont il faut tenir compte. Je ne veux certes pas m'exercer à prouver, envers et contre la statistique, que toutes les femmes qui conçoivent le même jour doivent, au bout de neuf mois, entrer en travail juste au même moment; mais je pense que la grossesse n'est, après tout, que le développement d'un ovule fécondé. Ce développement a une fin bien déterminée, et je chercherai à montrer comment le fait même de ce terme accompli est la cause prochaine du début du travail. J'ajoute enfin que cette évolution de l'œuf a une durée fixe, et quand nous observons des déviations de ce type normal, cela tient à des influences dont nous devons pouvoir nous rendre compte; nous en avons d'ailleurs un exemple dans les déviations de la périodicité menstruelle, qui est, comme on sait, le phénomène régulier par excellence.

---

(1) *Note sur la durée de la gestation chez la femme*, par Berthold (*Bulletin de l'Académie des sciences*, t. XVIII, p. 1003 ; 1844).

On a remarqué, de tout temps, que beaucoup de femmes accouchent à une époque correspondant à un retour de règles ; nous pouvons trouver l'explication de ce fait dans une tradition qui n'est pas moins ancienne. M. Pouchet (1) fait remonter à Aristote cette opinion sur la puissance fécondante du coït pratiqué pendant les règles ; et il rapporte l'exemple célèbre de Henri II, qui avait reçu de Fernel le conseil de se conformer à ce précepte ; le Roi, qui était désolé de n'avoir pu obtenir d'enfants durant une union de onze années, s'en trouva bien, puisque Catherine de Médicis donna depuis lors naissance à cinq enfants. M. Négrier rapporte des exemples frappants de conception ne s'opérant qu'au moment des règles ; mais il est peut-être trop exclusif, lorsqu'il dit en terminant (2) : « Je persiste dans la pensée absolue que la fécondation ne peut avoir lieu, et de fait, n'a lieu qu'au temps de la menstruation. » Car les Juifs n'en ont pas moins multiplié, malgré la loi qui leur interdisait le coït pendant la durée du flux menstruel. M. Pouchet, moins absolu, croit que la fécondation est possible du premier au douzième jour qui suivent les règles. Il faut même convenir que la femme peut concevoir à toutes époques de la période intermenstruelle. C'est pourquoi nous voyons souvent l'accouchement se faire à une époque qui ne correspond pas au retour des règles ; mais il n'en est pas moins vrai que le flux cataménial représente, dans l'espèce humaine, le rut des animaux ; c'est sous son influence que surviennent, chez la femme, les plus vifs désirs du rapprochement sensuel. Aussi est-ce alors que doit, le plus souvent, s'opérer la fécondation, et le terme physiologique d'une grossesse conçue dans ces conditions sera le jour correspondant au dixième retour de la menstruation.

Je voudrais en venir à démontrer que le développement du fœtus est une dernière manifestation de la fonction reproductrice, aussi

---

(1) *Théorie positive sur l'ovulation spontanée*, p. 280 ; 1847.
(2) *Recueil de faits pour servir à l'histoire des ovaires*, p. 83 et suiv.; 1858.

régulière dans sa marche que l'acte ovarien qui la précède. M. Négrier (1) a démontré que tant que les follicules de Graaf restent à l'état de bourses grises ou de follicules jaunes, ce sont, pour ainsi dire, des organes indifférents ; mais il n'en est pas de même de la dernière période, la dilatation, qui occupe à elle seule toute l'activité génitale de la femme ; elle dure un mois, et elle a pour résultat la chute de l'ovule qui se révèle à nous par les phénomènes menstruels. Pendant tout le temps que dure cette dilatation, les nombreux follicules de l'ovaire se développent lentement, mais sans aller plus loin que l'état de follicules jaunes non dilatés ; et quand l'acte ovarien actuellement en cours d'exécution sera accompli, un de ces follicules, mais un seul, va entrer, à son tour, dans la période de dilatation. Béclard avait remarqué que ces évolutions des follicules de Graaf sont très-lentes pendant la grossesse. M. Négrier, qui avait fait la même observation, est encore plus affirmatif dans un mémoire récemment publié (2). Il dit bien positivement que, pendant la grossesse, les follicules de Graaf n'entrent jamais dans la période de dilatation.

Concluons maintenant : L'acte ovarien proprement dit, c'est-à-dire la dilatation du follicule de Graaf, met un mois à s'accomplir ; lorsque le terme de sa maturation est arrivé, et par le fait même de cette maturation, tout l'organisme de la femme s'ébranle sympathiquement ; cette sympathie se traduit localement par les mouvements du canal vecteur qui doit conduire l'ovule dans l'utérus. Si maintenant cet ovule est fécondé, dit M. Pidoux, « toute l'économie de la femme est modifiée puerpéralement sous l'influence de cette imprégnation, » et le jour où cet ovule fécondé aura atteint le terme de son développement, l'organisme va de nouveau s'émou-

---

(1) *Recherches anatomiques et physiologiques sur les ovaires de l'espèce humaine,* p. 73 ; 1840.

(2) *Recueil de faits pour servir à l'histoire des ovaires,* p. 53 ; 1858.

voir par suite de ce consensus si étroit qui unit les centres fonctionnels à l'économie tout entière. Celle-ci témoigne de cette sensation intime, qui lui annonce que la fonction est terminée, par une série d'efforts qui constituent l'accouchement dans la grossesse normale. D'après ce que nous venons de dire, le mobile unique de cette sympathie qui détermine le début du travail n'est autre que le fait même du développement fœtal accompli.

Nous comprenons maintenant que ce phénomène soit indépendant du siége qu'occupe le fœtus, et je crois que l'on peut s'expliquer ainsi la raison déterminante du faux travail dans les grossesses extra-utérines. Veut-on avoir la preuve que ce n'est pas la présence d'un corps étranger plus ou moins volumineux dans la cavité abdominale qui occasionne ces contractions? La plupart des femmes disent qu'à un moment donné elles ont senti que l'enfant remuait beaucoup, et que depuis lors il n'a plus fait aucun mouvement : c'étaient les convulsions de l'agonie ; mais presque aussitôt le travail s'est arrêté. Pour moi, cela prouve que celui-ci était exclusivement déterminé par la présence d'un fœtus vivant qui venait de toucher au terme de son développement. Dès que la vie s'est retirée de l'enfant, il rentre dans la loi commune des corps étrangers, et les phénomènes du travail ne se reproduisent plus. On peut faire à cela deux objections, auxquelles je veux répondre avant de terminer. En effet, on voit souvent les femmes avorter dans le courant de la grossesse par le fait même de la mort du fœtus; mais c'est précisément parce qu'il a cessé de vivre que sa présence détermine des contractions expulsives. C'est là ce qui arrive pour tous les corps étrangers introduits dans la matrice. Enfin il y a certains cas dans lesquels les observateurs disent que la malade entra en travail à diverses reprises, longtemps après le terme de la grossesse. On a probablement voulu désigner ainsi les coliques utérines ou les douleurs péritonitiques que la femme éprouvait.

§ II. — *Remarques sur le traitement de la grossesse extra-utérine parvenue à terme.*

Consultons les auteurs sur la question qui va nous occuper maintenant, et nous les verrons, comme dans tous les cas difficiles, émettre des opinions contradictoires, parfois même s'expliquer d'une façon ambiguë. Je ne dis pas cela pour Guillemot (1), qui se déclare franchement partisan de l'intervention immédiate du chirurgien : « L'art et l'humanité, dit-il, nous font un devoir de tenter de sauver la mère et l'enfant. Les auteurs du siècle de Levret recommandèrent aussi l'opération, mais ils furent toujours dominés par la crainte de l'hémorrhagie que devait occasionner l'extraction du placenta. Malgré les preuves que Baudelocque donnait pour combattre cette prévention, il se ressentait lui-même de l'influence de ses devanciers ; il proposait de n'extraire le placenta qu'un certain temps après la sortie du fœtus. » Guillemot conseille au contraire de l'enlever sans retard, à cause de la putréfaction qu'il doit subir si on le laisse en place. L'hémorrhagie ne lui inspire aucune crainte depuis qu'on sait qu'il n'y a pas de communication immédiate entre les vaisseaux de la mère et ceux du fœtus. C'est une sécurité que Dezeimeris ne partageait pas ; ce médecin est d'ailleurs beaucoup moins explicite que Guillemot. Il examine successivement les avantages que l'opération peut procurer à l'enfant et les dangers qu'elle fait courir à la mère (2). Finalement il donne un conseil en termes si vagues, qu'ils trahissent l'incertitude que lui avait laissée cette embarrassante question. En effet, voici comment il résume sa pensée : « Ainsi donc, si, au début du travail d'une grossesse extra-uté-

---

(1) *Archives gén. de méd.,* t. XXVIII, p. 229, 1re série ; 1832.

(2) *Journal des connaissances médico-chirurgicales,* 1837, p. 50.

rine arrivée à terme ou près de cette époque, les circonstances du cas se réunissent pour indiquer l'opération, et si l'on n'y trouve point de condition particulière qui l'interdise, *on a des motifs suffisants pour en autoriser raisonnablement la pratique.* »

En 1841, M. le Dr Mathieu, chirurgien de l'hôpital de la Charité-sur-Loire, communiqua à l'Académie de Médecine une remarquable observation de gastrotomie. Gerdy en fit l'objet d'un rapport (1), où il examinait la thérapeutique de la grossesse extra-utérine. Nous allons voir qu'il était moins entreprenant que Guillemot ; voici l'opinion peu consolante à laquelle il s'était arrêté : «Quand une femme affectée de grossesse extra-utérine est prise de douleurs et d'efforts involontaires pour accoucher, qu'elle est menacée d'une rupture de l'enveloppe du fœtus, d'un épanchement de sérosité et de sang dans le péritoine, et par suite d'une péritonite presque toujours mortelle, doit-on rester spectateur impassible d'un danger si prochain? Gerdy pensait qu'en pareil cas il vaut mieux laisser mourir la malade que de la tuer.» M. Cazeaux émet une idée plus généreuse et plus médicale surtout (2). Dezeimeris regrettait qu'on n'eût pas un médicament propre à enrayer le travail, comme nous en possédons un pour susciter les contractions utérines. M. Cazeaux fait remarquer que parmi les moyens propres à suspendre ces contractions, il n'en connaît pas de plus héroïque que l'opium à haute dose donné en lavement ; aussi n'hésiterait-il pas à l'employer en pareille circonstance. Mais, si, malgré son emploi, le travail continuait, le chirurgien serait autorisé, dit-il, à pratiquer, selon le cas, soit la gastrotomie, soit l'opération césarienne vaginale. Enfin M. Danyau semble rejeter toute intervention chirurgicale. En effet, M. le Dr Biebuyck, de Bailleul, communiquait en 1859 (3), à la So-

---

(1) *Bulletin de l'Académie de Médecine,* 1841, p. 1063.

(2) *Traité théorique et pratique de l'art des accouchements,* p. 258, 5e édition

(3) *Bulletin de la Société de chirurgie,* 1859, p. 87.

ciété de chirurgie, une observation de grossesse extra-utérine terminée par la mort au bout de vingt-neuf mois. Il venait demander
à ces praticiens éminents s'il n'aurait pas mieux fait de tenter une
opération ; M'. Danyau, qui avait été chargé du rapport, conclut que
malgré la grande autorité de Baudelocque, il ne fallait pas se laisser
aller à pratiquer la gastrotomie.

Je n'ai pas besoin d'en dire davantage pour montrer que cette
question est une des plus complexes et des plus difficiles de la chirurgie obstétricale, et l'on pense bien que je n'ai pas la prétention
de la résoudre. Cependant chacun de nous peut être appelé à donner
son avis, ou même à agir dans un cas de cette nature ; il faut donc
se tracer une ligne de conduite, en se guidant d'après les principes
qui servent de base à la chirurgie opératoire. Mais il faut, avant
tout et pour bien s'entendre, *poser l'espèce* avec précision. Je répète
donc que je n'ai en vue qu'un seul cas, celui où le médecin est appelé auprès d'une femme en travail chez laquelle il reconnaît l'existence d'une grossesse extra-utérine. Il va sans dire que j'élimine
ceux où le kyste fœtal vient de se rompre, car il doit en résulter
une hémorrhagie ou une péritonite, peut-être l'une et l'autre. Dans
cette circonstance, une opération aggraverait encore l'état de la malade, loin de prévenir ou d'atténuer ces redoutables accidents.

La première question qui se présente à nous est celle des indications et des contre-indications. Nous allons la simplifier en sacri-
fiant résolument le fœtus au salut de la mère, car il faut bien reconnaître qu'ici leurs intérêts sont le plus souvent inconciliables.
Et, dans tout ce qui va être dit, nous n'aurons qu'une seule préoccupation, celle du danger qui menace la femme. Commençons par
examiner les contre-indications, car elles peuvent être assez puis-
santes pour nous enlever tout espoir d'être utile ; dans ce cas, la
question serait jugée, et nous laisserions les malades mourir de leur
belle mort, comme le voulait Gerdy.

Le première et la plus sérieuse objection qui puisse arrêter le
chirurgien est l'incertitude du diagnostic : il me semble que, dans

les cas ordinaires, un examen bien dirigé ne doit pas laisser de doutes ; mais je ne dis pas qu'on ne puisse se trouver en face de difficultés impossibles à prévoir ; malheureusement, nous n'en pouvons rien dire, puisqu'elles nous sont inconnues, et ne nous sont révélées que peu à peu par l'observation.

Il faut ranger, dans cette catégorie, le fait si curieux communiqué à la Société de chirurgie par M. Huguier (1). Je suis forcé de le transcrire ici tout au long ; car de tels cas pourraient nous être opposés si nous allions nous déclarer partisan de l'opération, et nous voulons rechercher si l'erreur était absolument inévitable dans celui-ci au moins.

OBSERVATION XII.

Le 15 avril 1852, la nommée Rose B......, âgée de 30 ans, entra à l'hôpital Beaujon, et fut placée dans le service de M. Huguier, salle Sainte-Clotilde.

Cette malade a été réglée à 13 ans, sans aucune difficulté, et depuis elle n'a jamais eu les moindres dérangements dans ses époques ; vers l'âge de 15 ans, elle a commencé à avoir des rapports sexuels, mais elle n'a jamais eu d'enfants.

Il y a environ sept mois, les règles furent suspendues, les seins se tuméfièrent et en même temps devinrent douloureux ; continuellement la malade avait envie de vomir ; elle remarqua en même temps qu'elle était constipée, qu'elle éprouvait des envies d'uriner, et que le ventre prenait un développement assez notable. Il y avait un mois que ces divers symptômes se manifestaient, lorsque Rose B..... consulta un médecin ; un purgatif fut administré, et depuis elle ne suivit aucun traitement.

Comme les règles ne reparaissaient pas et que le volume du

---

(1) *Bulletin de la Société de chirurgie*, séance du 5 mai 1852.

ventre augmentait toujours, soupçonnant d'ailleurs qu'elle pouvait être enceinte, elle voulut en avoir la certitude, et consulta un médecin de Montmartre, qui, trompé par le siége de la tumeur et les réponses de la malade, pensa qu'il s'agissait d'une affection du foie ou d'un kyste de l'ovaire.

On comprendra d'autant plus facilement cette erreur que, dans ce moment, il y avait du gonflement et de la sensibilité dans la région épigastrique. Comme il existait cependant toujours des doutes dans son esprit sur la nature réelle de l'affection, il manda un confrère, qui, après un nouvel examen, partagea également son avis ; ils conseillèrent en dernier lieu à la malade d'entrer à l'hôpital.

Rose B..... entra trois jours après à l'hôpital, munie d'une lettre de M. le Dr Passering. La lettre était ainsi conçue :

« Mon cher confrère,

«Je vous prie de recevoir cette malade, qui porte une affection dont je n'ai pu préciser le diagnostic et qui a pour siége l'utérus. Vous trouverez un corps mobile qu'on ne peut pas définir, car il n'est pas l'effet de la conception; les deux signes les plus certains, qui sont la pulsation du fœtus et le ballottement, manquent. »

Le jour même de l'entrée de la malade, M. Huguier procéda à un examen très-minutieux. Après avoir examiné l'abdomen, il demanda à la malade si elle avait eu des enfants. Sa réponse fut non-seulement négative, mais elle affirma qu'elle était vierge. En examinant le ventre, on trouve que la peau n'est nullement altérée ; l'abdomen est distendu par une tumeur dont le plus grand diamètre est transversal. Cette tumeur est séparée du pubis par une dépression profonde, qui permet à la main d'atteindre l'angle sacro-vertébral ; la tumeur dépasse de 14 centimètres l'ombilic, et s'étend à 10 centimètres au-dessous, de telle sorte que son diamètre vertical est de 24 centimètres ; quant à son diamètre transversal, il est de 27 centimètres.

Sa direction est oblique de bas en haut et de gauche à droite ; elle est inégale, anguleuse. En bas et à gauche de la masse principale, on sent une petite tumeur du volume d'une orange ; elle est plus résistante et plus lisse que la précédente, dont elle est séparée par une dépression.

Cette tumeur est mobile sous la pression et fuit quelquefois devant le doigt explorateur. On se demande alors si c'est le corps même de l'utérus accolé à un kyste qui renferme un enfant, si ce n'est pas la tête de celui-ci, ou bien si c'est une tumeur renfermée dans les annexes de l'utérus. La tumeur principale donne la sensation du ballottement, c'est-à-dire qu'on sent au milieu de la fluctuation qu'elle présente un corps dur qui se déplace sous la pression.

En explorant les organes génitaux, on trouve l'orifice vulvaire très-dilaté, ayant un aspect violacé et bleuâtre. M. Huguier insista sur l'importance de cette coloration comme moyen de diagnostic ; en effet elle a presque toujours été pour lui un indice de grossesse soit intra, soit extra-utérine ; tandis que les tumeurs qui se développent dans l'utérus ou dans ses annexes, quelle que soit leur nature, ne sont jamais accompagnées de cette teinte des organes génitaux. Le toucher vaginal pratiqué par M. Huguier lui fit découvrir successivement de bas en haut et d'arrière en avant :

1° A travers la paroi postérieure du vagin, une masse molle assez souple, sur laquelle le doigt explorateur laisse des empreintes ; cette masse est formée par des matières fécales coutenues dans le rectum.

2° Une partie dure, ferme, inégale et anguleuse, comme serait un membre. M. Huguier est porté à croire que cette partie résistante est un pied ; on la sent dans le cul-de-sac vagino-utérin postérieur, à droite du col ; elle est séparée du doigt explorateur par une très-petite épaisseur de tissus.

3° Le col de l'utérus est placé en avant et à gauche de la partie anguleuse. Il est arrondi et d'une consistance moins ferme qu'à l'état physiologique ; les portions sus et sous-vaginale semblent avoir moins d'étendue, son orifice est beaucoup moins large qu'il ne l'est habituellement au septième mois de la grossesse. La membrane muqueuse qui le recouvre est plus souple qu'à l'état normal. L'application du spéculum permet de voir qu'elle est bleuâtre, comme l'entrée de la vulve.

Le toucher par le rectum fait reconnaître également la petite partie anguleuse qui a été indiquée précédemment ; mais on ne peut rien préciser de plus que par le toucher vaginal.

M. Huguier, en plaçant la main sur l'abdomen, ayant cru sentir les mouvements actifs du fœtus, se mit à rechercher les bruits du cœur ; il les trouva à 5 centimètres au-dessus d'une ligne transversale passant par l'ombilic, et à 17 centimètres de l'épine iliaque, en suivant la direction d'une ligne oblique en haut et en dedans.

Le lendemain, 18 avril, la position des bruits du cœur était changée ; on les entendait plus bas, vers la fosse iliaque, à 6 centimètres de l'arcade crurale. On chercha en vain le souffle placentaire, on ne le rencontra dans aucun point. Ce fut après cet examen, répété à plusieurs reprises, que M. Huguier n'eut plus aucun doute sur l'existence d'une grossesse.

La malade avait d'abord soutenu qu'il était impossible qu'elle fût enceinte. Cependant, pressée de questions, elle avoua que depuis huit ans elle n'avait eu aucun rapport sexuel, mais que le 28 septembre 1851, un homme ivre avait pénétré chez elle et l'avait forcée de céder à ses désirs. Des renseignements pris auprès du maire et de l'adjoint de la commune sont venus confirmer le dire de la malade. C'est depuis ce moment que les règles ont cessé de paraître, que le ventre et les seins se sont développés.

M. Huguier pria MM. Danyau, Robert, Lenoir, Maisonneuve et Marjolin, de venir examiner la malade. MM. Depaul et Laborie la virent également, et plusieurs pensèrent qu'il y avait une grossesse qui pouvait être extra-utérine.

Le 2 mai, M. Larrey, étant venu pour examiner Rose B....., ne peut rencontrer, non plus que M. Huguier ce jour-là, les bruits du cœur dans aucun point.

Le lendemain, M. Giraldès l'examine à son tour, et ce jour-là les bruits du cœur sont des plus manifestes à la partie antérieure et au centre de la tumeur.

M. Huguier croit que, d'après ces faits, il est difficile de ne pas admettre l'existence d'une grossesse extra-utérine. Il fonde son diagnostic :

1° Sur l'élévation de la tumeur, qui, bien que la malade ne fût enceinte que de six mois et demi lors de son entrée à l'hôpital, remontait jusqu'à l'épigastre, à 14 centimètres au-dessus de l'ombilic ;

2° Sur la dépression sus-pubienne et transversale de l'hypogastre, dépression qui permet d'arriver jusqu'à l'angle sacro-vertébral sans obstacle, sans sentir le corps de l'utérus rempli par le produit de la conception ;

3° Sur l'extrême facilité avec laquelle on sent la fluctuation du liquide amniotique, les mouvements actifs de l'enfant, et le ballottement à travers les parois abdominales sans recourir au toucher vaginal ;

4° Sur l'irrégularité et la situation de la tumeur ;

5° Sur l'absence du souffle placentaire, qui manque dans la grossesse extra-utérine ;

6° Sur le peu de volume, de saillie et d'ouverture du col utérin ;

7° Sur sa situation, qui est en avant et à gauche ;

8° Et, c'est là le signe le plus important, sur la tumeur dure et inégale que forment les membres de l'enfant dans le cul-de-sac postérieur du vagin, au-dessous et en arrière du col de l'utérus ;

9° Enfin les conditions dans lesquelles la conception a eu lieu viennent encore à l'appui de l'opinion d'une grossesse extra-utérine.

Si aucun de ces signes, pris isolément, n'a de valeur absolue, il faut convenir que leur ensemble est d'un grand poids.

M. Huguier termine en disant que M. P. Dubois a aussi examiné la malade, et qu'il a des doutes sur la possibilité d'une grossesse extra-utérine.

On sait qu'arrivée au terme de sa grossesse, la malade entra en travail. Le professeur Roux et M. Danyau furent convoqués à tout événement. Cette femme allait être portée à l'amphithéâtre, lorsque le chirurgien de l'Hôtel-Dieu eut l'heureuse inspiration de la toucher ; il rencontra une présentation du sommet. Une heure après, l'accouchement se terminait, et la malade quitta bientôt l'hôpital, après avoir éprouvé des accidents inflammatoires sans gravité (1). Il est bien regrettable qu'on n'ait pas publié une nouvelle note destinée à faire connaître les changements que les progrès de la grossesse avaient dû amener dans l'état des parties. D'ailleurs cette description ne nous eût encore donné qu'une idée imparfaite de la difficulté, car nous savons que des hommes d'une grande habileté restèrent dans le doute ou émirent l'opinion d'une grossesse extra-utérine à l'époque où fut rédigée l'observation qu'on vient de lire, et cependant il semble, en analysant le fait, que M. Huguier n'ait pas été autorisé à être aussi affirmatif. En effet, nous voyons d'abord que cette malade n'a présenté aucun des accidents qu'occasionne la grossesse extra-utérine ; sa grande préoccupation était de savoir si elle était réellement enceinte, et si elle consulta plusieurs médecins, c'est qu'elle ne pouvait obtenir de réponse positive ; mais elle n'a éprouvé aucune douleur, aucun malaise qui pût faire penser à une grossesse anomale. Nous voyons aussi que la tumeur qui contenait le fœtus était oblique en bas et à gauche, et précisément le col utérin était situé en avant et à gauche. L'auteur se demande si cette petite tumeur qu'on rencontre en bas et à gauche de la prin-

____

(1) *Revue médico-chirurgicale,* t. XII, p. 237.

18

cipale, grosse comme une orange et fuyant sous le doigt , ne serait
pas le fond de l'utérus. Mais il y avait un moyen bien simple de
s'en assurer, c'était d'imprimer des mouvements au col utérin ; on
aurait vu si ces mouvements se transmettaient directement à cette
petite tumeur ou même à celle qui paraissait contenir le fœtus. C'est
d'ailleurs un détail qui n'avait pas échappé à la sagacité de M. Danyau ; aussi pensait-il que la grossesse extra-utérine n'était rien
moins que certaine. Il ajoutait, avec beaucoup de raison, qu'on devait nécessairement sentir la matrice avec le doigt, si le produit de
la conception n'était pas dans sa cavité, car la tumeur était tellement élevée qu'elle ne pouvait aucunement masquer cet organe.
Quant à cette dépression de l'hypogastre qui permettait à la main
placée au-dessus du pubis de s'enfoncer jusqu'au promontoire,
M. Dubois pensait qu'elle pouvait être attribuée à une courbure
de la matrice. M. Huguier avait pris pour un membre de l'enfant
cette saillie dure et inégale que l'on sentait au haut du cul-de-sac
vaginal postérieur ; cela lui semblait, comme de raison, un signe
très-important. Cependant tout le monde n'en jugea pas de même,
puisque M. Danyau trouvait cette tumeur dure, inégale, rugueuse et
immobile, et la considérait comme une dépendance de l'os. Enfin le
chirurgien de Beaujon donnait encore, comme signe caractéristique
de grossesse extra-utérine, l'absence du souffle placentaire ; ce qui
est, comme on dit, une pétition de principes. Tout cela nous montre, je le répète, que l'observation rédigée par M. Huguier ne pourrait donner une idée exacte des difficultés de diagnostic. C'est ainsi
que les caractères différentiels , si minutieux qu'on les trace , ne
peuvent jamais rendre certaines nuances si délicates qu'elles échappent à toute description, et ne sauraient être saisies que par l'observateur. On comprend maintenant pourquoi je renonce à faire le diagnostic de ces cas si difficiles qu'ils pouvaient mettre dans l'embarras
les plus habiles chirurgiens.

Mais je laisse de côté cette digression, et je me hâte de revenir à
l'examen des contre-indications. Nous abstiendrons-nous d'une in-

tervention active parce qu'il faut tout espérer des ressources de la nature ? C'est à l'histoire de la science qu'il faut demander la réponse de cette question. Dans les divers recueils que j'ai eu la faculté de parcourir, je ne trouve, en tout, que deux cas où la grossesse extra-utérine n'ait pas tôt ou tard occasionné la mort. Le premier est rapporté par Bianchi (1) ; la femme vécut encore quinze ans ; et l'auteur attribue les accidents qui la firent mourir au bout de cinq ans de maladie, à la vérole que lui avait communiquée son mari. L'autre observation est encore plus remarquable ; c'est celle d'une femme de couleur de Philadelphie (2), qui porta un fœtus pendant quarante ans, sans éprouver d'autre inconvénient qu'un peu de gêne occasionnée par le volume de la tumeur. Elle avait eu, dans les premiers temps qui suivirent le terme de sa grossesse, une hydropisie pour laquelle on avait fait une paracentèse. Les règles avaient été supprimées depuis lors. Elle vécut ainsi jusqu'à l'âge de soixante et dix ans. On trouva, à l'autopsie, une grosse tumeur très-adhérente, en avant, à la paroi abdominale, en arrière, aux intestins grêles. C'était un sac osseux, de forme ovoïde ; il renfermait un fœtus bien développé, ossifié en certains points, et pesant 4 livres trois quarts. Les médecins optimistes nous diront encore que non-seulement certaines malades ont vécu ainsi, conservant indéfiniment un fœtus dans le ventre, et qu'il y a même des cas où les fonctions de reproduction ont pu continuer à se faire. Ainsi le Dr Bachetti, de Pise, rapporte (3) qu'une femme, déjà mère de six enfants, eut, en 1837, sa septième grossesse hors de la matrice. Néanmoins elle eut encore deux grossesses utérines parvenues à terme, en 1839 et 1841. Mais il faut ajouter qu'elle mourut en 1842 d'une fièvre hectique. Elle avait une péritonite purulente, et un abcès situé entre le kyste et le

---

(1) *De Naturali, in humano corpore, vitiosa morbosaque generatione*, p. 84 ; 1741.

(2) Extrait de *The Lancet* (*la Lancette française*, 8 novembre 1828).

(3) *Gazette des hôpitaux*, 24 octobre 1844.

foie. Une autre femme, qui avait conservé un fœtus d'une grossesse extra-utérine datant de six mois, avait eu, depuis lors, deux accouchements à terme ; mais, à la suite du second, survinrent des accidents qui emportèrent la malade en trois mois. Il y avait une perforation faisant communiquer le kyste avec le rectum (1). Je sais bien qu'on aurait pu recommander aux malades de s'abstenir désormais du coït. Bellivier, qui avait eu cette précaution, ne put jamais faire entendre raison à la malade, qui se remaria au bout de deux ans de veuvage et en mourut. C'est sans doute un conseil plus facile à donner qu'à suivre. En résumé, parce qu'il existe dans la science trois ou quatre faits miraculeux, le chirurgien va-t-il s'abstenir et laisser courir à la malade cette chance impossible ? Pour moi, je ne saurais m'y résoudre.

La gravité, voire même le résultat trop souvent funeste de l'opération, sont-ils des raisons suffisantes pour la contre-indiquer ? Non, sans doute ; ou bien alors il faut renoncer à presque toutes les grandes opérations qui se pratiquent journellement. Ainsi, quand on a une fois résolu de faire une amputation, par exemple, on ne se trouve point arrêté par la crainte d'un insuccès ; et pourtant les statistiques dressées par M. le professeur Malgaigne n'ont rien de rassurant (2). On en peut dire autant et plus des manœuvres obstétricales. Pourtant, il n'y a pas un accoucheur qui ne se décide d'emblée à les employer, quand il a reconnu que la nature est définitivement impuissante à délivrer la femme. Mais il y a mieux à dire encore pour atténuer la valeur de la contre-indication que nous discutons ici ; car si nous sommes en mesure de signaler la cause principale du danger de l'opération, nous pourrons peut-être nous

---

(1) Extrait du *Monthly journal* (*Gazette des hôpitaux*, 27 août 1857).

(2) *Études statistiques sur les résultats des grandes opérations dans les hôpitaux de Paris* (*Archives gén. de méd.*, t. XIII, p. 389, 3ᵉ série ; 1842).

efforcer de l'éloigner en partie. Je ne veux pas m'occuper de cette question maintenant; elle trouvera sa place dans la recherche d'un procédé opératoire propre à nous soustraire plus ou moins à ce danger.

Je pense avoir maintenant répondu aux objections que pourrait soulever l'idée d'une intervention chirurgicale immédiate. Il m'a semblé inutile d'énumérer les diverses conditions individuelles capables d'arrêter l'opérateur; elles n'ont ici rien de spécial; c'est l'expérience et la sagacité du chirurgien qui en apprécient la valeur dans chaque cas particulier. Abordons maintenant l'étude des indications. Il n'y en a pas de plus urgente, selon moi, que cette perspective indéfinie des accidents mortels qui peuvent débuter à tout instant; à aucune époque, le danger n'est définitivement éloigné; la vie de ces malheureuses femmes est désormais tout à fait incertaine et aléatoire.

En veut-on des exemples ? Bricheteau rapporte l'observation d'une femme multipare qui avait éprouvé, il y a cinq ans, les douleurs d'une grossesse à terme. Cette malade avait été examinée, dix-huit mois après l'époque du travail, par Bricheteau, Baudelocque et M. Dubois. On sentait distinctement la tête de l'enfant derrière l'utérus; le médecin de Necker ajoute qu'alors on eût sans doute opéré avec succès. M. le professeur P. Dubois avait récemment guéri une femme en pratiquant, au bout de dix-huit mois de grossesse, l'opération césarienne vaginale (1). Quant à la malade de Bricheteau, elle fut prise d'accidents au bout de quatre ans et huit mois; elle eut d'abord des symptômes inflammatoires, puis une fièvre hectique, et resta quatre mois malade. Le kyste s'était ouvert dans le rectum; l'enfant présentait des inscrustations calcaires en divers points; il était en grande partie transformé en cambouis (2). Chez une ma-

---

(1) Clinique du professeur P. Dubois (*Gazette des hôpitaux*, 4 février 1840).

(2) Bricheteau, Conférences cliniques de l'hôpital Necker (*Gazette des hôpitaux*, 21 octobre 1841).

lade observée par le professeur Dubois, la mort arriva au bout de cinq ans. Le kyste communiquait avec le rectum à 6 pouces au-dessus de l'anus. Tous les os s'y trouvaient encore. La poche s'ouvrait aussi dans le péritoine (1). En 1841, Amussat communiquait à l'Académie de Médecine une observation de M. le D' Morère, de Palaiseau. C'était une grossesse extra-utérine, ouverte au bout de sept ans dans le rectum, à 6 centimètres au-dessus de l'anus. Amussat fit l'extraction des os, et la malade guérit (2). Le D' Chevillon rapporte un cas où une femme fut également sauvée ; au bout de six ans, il se fit spontanément un travail éliminateur qu'il n'eut qu'à favoriser (3). Celle qui a reçu les soins du D' Sylvestro Renzi resta sans accident sept ans et trois mois ; cependant elle était très-souvent malade. Le fœtus sortit par le rectum, et cela demanda un an ; et il paraît que cette malheureuse femme était guérie, lorsqu'elle mourut de la pellagre (4). On trouve, dans le même recueil, l'histoire d'une femme qui, au bout de huit ans, fut prise d'accidents diarrhéiques, et rendit un fœtus par le rectum. On ne dit pas si elle a guéri (5).

Enfin M. Blache a vu mourir dans son service une femme de 70 ans dont la grossesse extra-utérine remontait à trente ans. Elle n'éprouvait d'accidents que depuis quelques mois, et mourut d'une péritonite (6). Tout cela prouve surabondamment qu'il faut s'attendre à voir survenir tôt ou tard des accidents mortels. Si l'on se souvient du mode de traitement, dont je recommandais l'emploi dans la grossesse arrivée au quatrième mois (page 87), je prévois qu'on va me faire ici une objection, car je ne m'inquiétais pas alors

---

(1) Clinique du professeur P. Dubois (*Gazette des hôpitaux*, 4 février 1840).

(2) *Gazette des hôpitaux*, 14 septembre 1841.

(3) *L'Union médicale de la Gironde*, 1857.

(4) *Annali universali dell' Omodei*, t. LII, p. 514 ; 1829.

(5) *Annali universali dell' Omodei*, t. LVIII, p. 554 ; 1831.

(6) *Gazette des hôpitaux*, 16 juin 1841.

des accidents que peut déterminer le séjour du kyste fœtal dans l'abdomen. Mais il n'y a pas de comparaison à établir entre le volume de la poche fœtale à quatre mois et les dimensions qu'elle atteint au terme de la grossesse. Et je pense qu'ici la gravité des accidents est directement proportionnelle à l'énormité du kyste.

En résumé, je suis convaincu que l'opération est impérieusement indiquée ; mais, pour en espérer tout le succès qu'elle comporte, il faut s'entourer de certaines précautions. Nous allons nous en occuper maintenant et nous efforcer d'atténuer ainsi l'objection tirée de la gravité ordinaire de la gastrotomie. Supposons que nous soyons appelé à donner des soins à une femme atteinte de grossesse extra-utérine et qui vient d'entrer en douleurs. Notre attention va être d'abord attirée sur ces efforts inutiles et dangereux du faux travail. Tous les auteurs s'accordent à dire que ces contractions doivent nous faire craindre la rupture du kyste ; c'est pourquoi M. Cazeaux proposait d'administrer, à tout hasard, de hautes doses d'opium en lavement. Je pense que c'est un précepte auquel il faudrait se conformer ; ce serait sans doute aussi une raison de ne pas différer l'opération. Mais quel procédé allons-nous employer ? Fort heureusement, dans un grand nombre de cas, la partie fœtale fait une très-forte saillie dans le vagin ; il est tout à fait indiqué alors de pratiquer l'opération césarienne vaginale. C'est assurément la moins dangereuse ; car il y a, dans tout le péritoine pelvien, des adhérences suffisantes pour nous rassurer contre la crainte d'une péritonite traumatique. En outre, le kyste est ouvert dans sa portion la plus déclive, circonstance éminemment favorable au succès de la cicatrisation. Je n'ai pas à m'occuper ici de la façon dont on extrairait le fœtus ni du moment auquel on s'occuperait de la délivrance. C'est sur le moment même que ces questions se décident, selon le cas, comme partout où il y a de l'imprévu.

Je me suis borné à dire que si la partie fœtale était bien engagée dans le bassin, il était indiqué de l'extraire par une incision vaginale ; la certitude de rencontrer des adhérences nous permettait d'agir hardiment et en un seul temps, sans crainte d'ouvrir la cavité péritonéale. Il n'en est plus ainsi lorsque nous sommes obligés d'ouvrir la paroi antérieure de l'abdomen pour arriver jusqu'au fœtus ; notre première et légitime appréhension est celle d'une péritonite traumatique promptement mortelle. Aussi est-ce à éviter cet accident qu'il faut employer tous nos efforts. Nous voyons en effet que les opérations qui ont eu les suites les plus funestes sont celles où l'on n'a pas tenu compte de ce précepte ; tel est le cas des Drs Stevens et Wishart, de Washington (1). Il s'agit d'une grossesse tubo-abdominale pour laquelle on fit la gastrotomie ; la malade mourut, au cinquième jour, d'une péritonite purulente. Si nous en jugeons par la facilité avec laquelle on peut extraire les enveloppes fœtales et la trompe, qui en renfermait une partie, nous pouvons çroire que le péritoine était resté sain jusqu'au moment de l'opération. Il n'y avait donc pas là d'adhérences susceptibles de prévenir l'inflammation péritonéale.

On voit que nous considérons ici ces adhérences comme une condition des plus précieuses, comme un élément de succès de la gastrotomie. C'est d'ailleurs une remarque faite depuis longtemps, ainsi qu'on peut le voir dans une communication du Dr Zais, de Wiesbaden ; c'était à propos d'une gastrotomie suivie de guérison. L'auteur fait observer qu'il opéra lorsque la femme était hors de l'état puerpéral ; il ajoute qu'il y avait des adhérences péritonéales qui avaient prévenu une péritonite traumatique ou par épanchement (2). Ceci nous indique clairement une chance de succès qu'il faut mettre à profit, et l'on voit que les chirurgiens qui l'ont utilisée en ont retiré d'heureux résultats. Je peux citer l'exemple de M. le Dr Martin (3), qui ouvrit un kyste fœtal, avec de la potasse caustique, au dixième mois

(1) *The Philadelphia journal of medical and physical science*, new series, t. I, 1825 ; in *Journal des connaissances médico-chirurgicales*, 1836, p. 241.

(2) *Gazette médicale de Paris,* 9 avril 1831.

(3) *Gazette médicale de Lyon,* 1856.

de la grossesse extra-utérine : la malade a guéri. Mais il faut avouer qu'ici l'action du caustique était puissamment aidée par des adhérences anciennes, car la malade avait eu une péritonite intense alors qu'elle était enceinte de deux mois. L'observation de M. Rousseau, chirurgien de l'hôpital d'Épernay, est beaucoup plus concluante (1) ; la malade n'avait pas eu de péritonite à laquelle on pût rapporter les adhérences qui ont détourné tout accident. M. Rousseau se servit du cautère actuel, dont il fit six applications en un mois ; il acheva l'ouverture de l'amnios avec le bistouri. Ce fait est encore curieux à un autre point de vue, car le placenta et les membranes ont été laissés en place. L'auteur ajoute qu'il ne faut jamais faire aucun effort pour les détacher, parce qu'ils prennent part au travail de cicatrisation.

En résumé, c'est l'opération césarienne vaginale qui offre le moins d'inconvénient, c'est elle qu'il faut pratiquer toutes les fois que cela est possible ; sinon on est bien forcé d'en venir à la gastrotomie. Sans doute, cette opération serait moins dangereuse, si on l'exécutait en plusieurs temps ; et je pense qu'on devrait employer ici la méthode proposée par Récamier pour ouvrir les kystes du foie. J'en ai cité deux exemples, dont le dernier surtout est remarquable. Cette thérapeutique, un peu *agissante*, m'a-t-elle été surtout inspirée par la lecture de ce long et triste *caput mortuum* des grossesses extra-utérines abandonnées aux ressources de la nature ? Je ne dis pas non. Si ce n'est qu'une impression passagère, le temps doit l'effacer, et l'expérience rectifiera mon jugement. Mais, en face d'une opération périlleuse et qui serait l'unique espérance du malade, je voudrais n'être jamais lié par la crainte de compromettre ce que nous appelons l'*honneur de l'art*. Plus encore que tous les autres hommes, le médecin doit être pénétré de cette belle devise : *Fais ce que dois, advienne que pourra.*

---

(1) *Gazette hebdomadaire de médecine et de chirurgie,* 20 avril 1855.

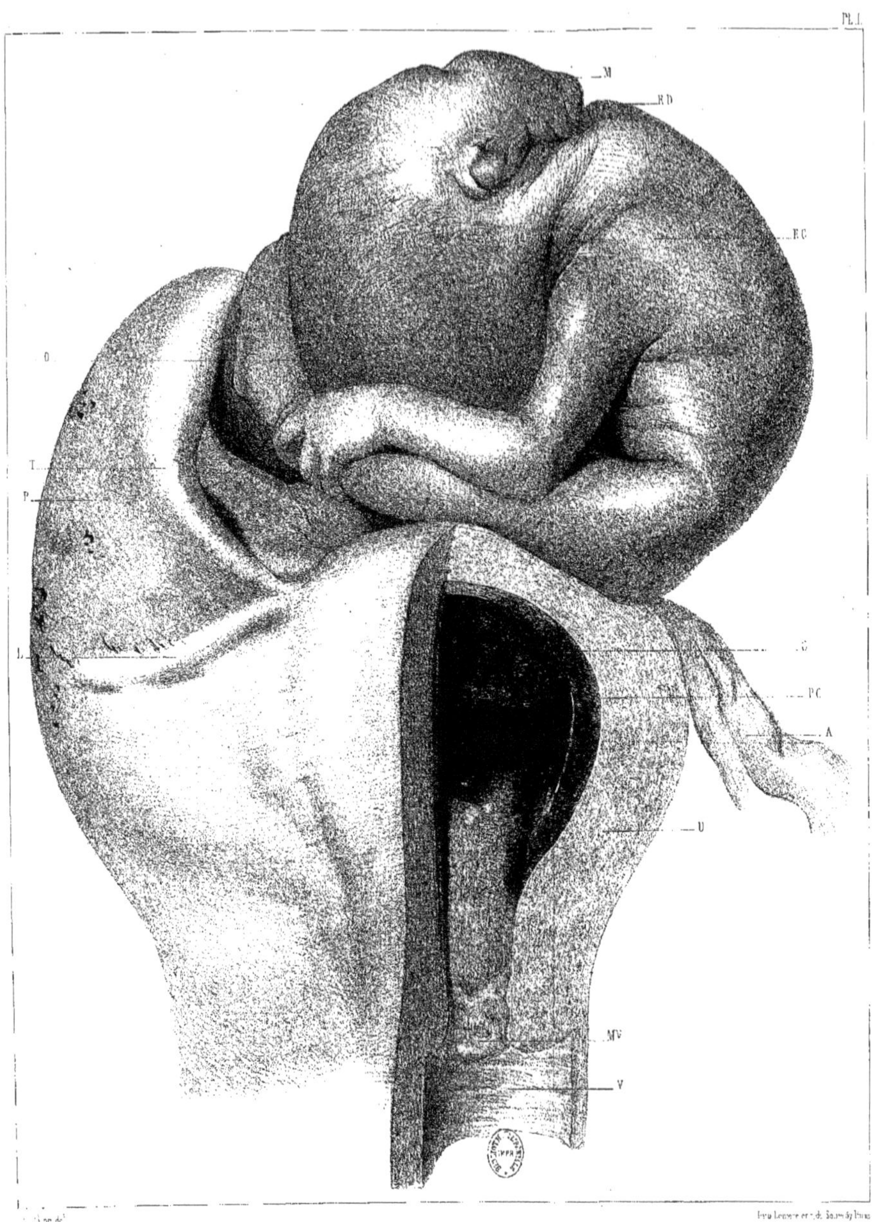
M
R D
E C
O
T
A
P
L
G
P C
A
U
M V
V

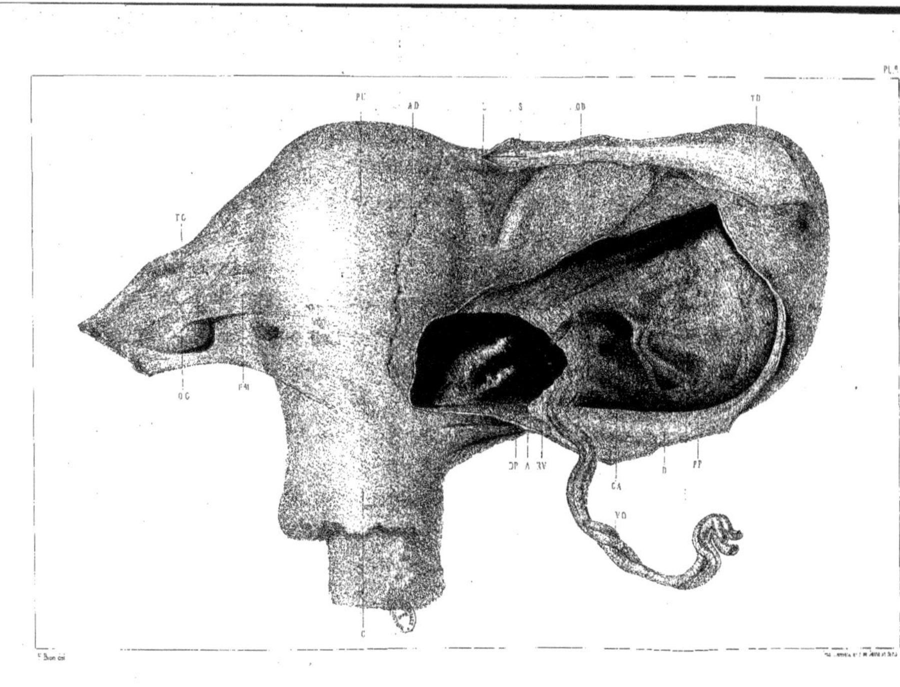
PL.
PU
AD
S
OD
TD
TG
OG
FM
DP
V
VR
CA
VO
D
PP
C

EXPLICATION DES PLANCHES.

Planche I.

(Grandeur naturelle.)

Aspect des parties maternelles et du fœtus au moment de l'ouverture du ventre;
un segment de l'utérus est enlevé pour laisser voir les modifications subies
par cet organe.

M, menton du fœtus.

O, son occiput.

E G, son épaule gauche.

E D, son épaule droite.

T, trompe de Fallope.

P, face antéro-latérale droite de la poche fœtale.

L, ligament rond du côté droit.

A, annexes du côté gauche.

U, coupe du tissu propre de la matrice.

C, coupe de la caduque.

P G, plaques grisâtres dont était parsemée la face interne de l'utérus.

M V, mucus vitriforme qui bouchait le col utérin.

V, vagin.

Planche II.

(Grandeur naturelle.)

Vue de la face postérieure de l'utérus et du kyste fœtal. Ce dernier a été isolé,
par dissection, de la face postérieure de la matrice, contre laquelle il était accolé; il est représenté ici un peu rabattu en bas, en avant et à droite, pour
laisser voir l'ovaire, qui était caché et aplati entre la matrice et lui.

T G, trompe gauche.

O G, ovaire gauche.

F M, fausses membranes minces recouvrant l'ovaire.

P U, face postérieure de l'utérus.

C, col utérin.

A D, limite des adhérences qui unissaient, avant la dissection, le kyste fœtal à
la matrice.

T D, trompe droite.

S, soie de sanglier introduite par la cavité utérine.

L, ligament de l'ovaire.

O D, ovaire droit.

D, bords de la déchirure du kyste fœtal.

V O, vaisseaux ombilicaux.

D P, déchirure du placenta.

R V, point où la veine ombilicale était rompue.

A, lambeau d'amnios décollé.

C A, caillots accumulés sous l'amnios.

F P, face fœtale du placenta recouverte de l'amnios.